王焕生

医疗经验汇真

主审　王焕生　辛智科

主编　田家华　王建勋　田丙坤

全国百佳图书出版单位

中国中医药出版社

·北京·

图书在版编目（CIP）数据

王焕生医疗经验汇真 / 田家华，王建勋，田丙坤主
编. -- 北京 ： 中国中医药出版社，2025．3．（2025．6重印）
ISBN 978-7-5132-9332-7

Ⅰ．R249.7

中国国家版本馆 CIP 数据核字第 2025A3W956 号

中国中医药出版社出版

北京经济技术开发区科创十三街 31 号院二区 8 号楼
邮政编码　100176
传真　010-64405721
北京盛通印刷股份有限公司印刷
各地新华书店经销

开本 880×1230　1/32　印张 7.25　彩插 0.25　字数 181 千字
2025 年 3 月第 1 版　2025 年 6 月第 2 次印刷
书号　ISBN 978-7-5132-9332-7

定价　46.80 元
网址　www.cptcm.com

服 务 热 线　010-64405510
购 书 热 线　010-89535836
维 权 打 假　010-64405753

微信服务号　zgzyycbs
微商城网址　https://kdt.im/LIdUGr
官 方 微 博　http://e.weibo.com/cptcm
天猫旗舰店网址　https://zgzyycbs.tmall.com

如有印装质量问题请与本社出版部联系（010-64405510）

编委会名单

主审　王焕生　辛智科

主编　田家华　王建勋　田丙坤

编委　王立平　贺　鹏　张　博　张　虎

　　　李　惠　尚俊平　陈　莉　米军刚

　　　吕立新　汶　帆　赵　杰　龙　平

　　　淡雷鹏　安浪涛　王家轩　王家逸

作者简介

田家华（1999.10—）：男，就读于黑龙江中医药大学，中医硕士在读，中医执业医师，主要从事中医治疗消化肝胆内科疾病的研究。

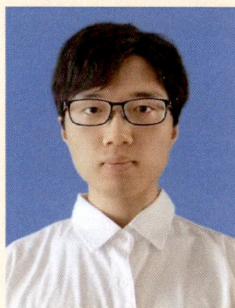

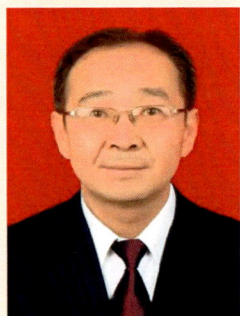

王建勋（1969.9—）：男，1992年毕业于陕西中医学院医疗系中医专业，大专学历，副主任医师，礼泉县人民医院心内科主任，从事中西医结合心脑血管疾病防治的临床研究。

田丙坤（1970.12—）：男，2006年毕业于广州中医药大学，中医博士，教授，硕士研究生导师，中医执业医师。其从事中医基础理论、《黄帝内经》的教学和中医治则治法理论的研究，为陕西中医学院第二附属医院名老中医工作室（名医馆）坐诊专家，擅长呼吸、消化系统内科疾病及睡眠障碍、月经不调等的中医辨证治疗。

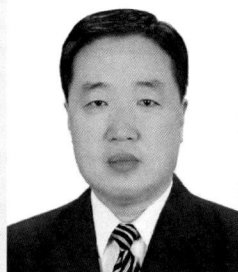

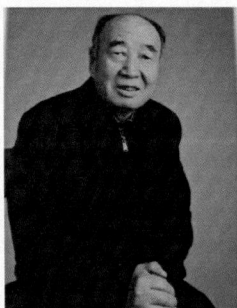

王焕生：1947年9月出生，陕西岐山人，副主任中医师，曾任陕西中医学院校医院院长。出身中医世家，自幼随其父研习医学，深得其传。其在20世纪70年代进入陕西中医学院深造，得到多位名老中医在临证中悉心指点，经多年潜心苦读，求本溯源，集诸家之精华，承祖业之特长，融会贯通，擅长内科杂证的诊疗，尤精于脾胃（肠）疾病的辨证论治，如将胃脘痛分为寒、热、瘀、虚（气虚、阴虚）、寒热虚实错杂五型六证予以辨证论治，在临床上取得良好效果。其临证时常能独辟蹊径，灵活用药，屡克顽疾，深受患者信赖，于2009年7月被陕西中医学院第二附属医院名老中医工作室聘为坐诊专家。他在长期医疗实践中，重视总结临床经验，撰写发表论文48篇；主编了专著《王正宇医疗经验存真》《王正宇教授德教医方碑帖》；主持参与了治疗胃病、乳腺增生、小儿厌食等疾病的新药的研制，取得了一定成果；并承担了"方剂学""中医内科学""中医妇科学"课程的讲授。

序

    翻开案头这部临床经验的文稿，不由想起已故的著名中医学家王正宇教授，余与先生初识于20世纪70年代上学之时，毕业后又与先生同为一个教研室，办公桌相连，朝夕相处，陪伴左右，聆听教诲，先生授业解惑，毫无私秘。余侍诊先生，抄方三载，受益匪浅，先生当年的诊病处方，余藏之有年，每翻及此，思念敬仰恩师之情便油然而生。回顾往事，历历在目。先生为人敦厚，学识渊博，文史哲天文地理无所不晓，人称"活字典"。论中医，经典字句朗朗上口；论临床，学验俱丰；论西医，吸纳借鉴不排斥；论医德，以活人为心；论学习，晚年仍手不释卷，无日不读书也。先生为人、为事、为业，可谓吾辈之楷模。

    先生哲嗣焕生学兄，就职于陕西中医学院，秉承家传，道由心悟，聪颖好学，善钻研，勤临证，勇克难，孜孜不倦，锲而不舍，坚持昼临床，夜读书，下苦功夫，真学、真用，不图安逸，寒暑不避，苦心济世，以治愈患者为乐。日积月累，学有所成，不愧为名门之后。焕生学兄对中医内科杂症和脾胃病诊疗独具匠心，识证、立法、用方多显特色，疗效卓著，在高手云集的高等中医学府，独立一门，备受称赞，实属难得。今又将其临证经验，结集出版，发扬光大，以利众人，实乃一大善举。有感于兹，乐为之序。

庚寅年孟春扶风辛智科序

前　言

　　王正宇（1909—1982）是陕西中医学院早期著名的教授和陕西省著名老中医，其子王焕生副主任中医师继承家学，勤学经典，躬耕杏林五十余载。2000年1月，王焕生、张文选和王建勋三人主编的《王正宇医疗经验存真》由世界图书出版西安有限公司出版发行，深受广大中医学习者的欢迎。弹指二十载又过，王焕生老中医已步入古稀之年，每周仍应诊五天，而于临证又多磨砺，经验学识俱增，诊治患者颇多，治验颇丰，随诊弟子受益匪浅。

　　《礼记·曲礼下》说："医不三世，不服其药。"中医需要"读经典"和"做临床"的紧密结合，前人的临床经验需要薪火相传，不断继承和发扬。王建勋副主任医师、田丙坤教授均受业于高等中医院校，乃王焕生老中医之子婿也，田家华是黑龙江中医药大学消化（脾胃）专业专硕，乃王焕生老中医之外孙也，皆侍诊于身侧数载，并勤于思考与实践。为总结经验、惠泽后世，今由田家华、王建勋、田丙坤携诸弟子整理的王氏医疗经验，梳理了王氏在临床实践中的独到见解，反映了其在中医理法方药方面的深厚造诣，同时收集了王氏父子常用经验方和典型病案，在每一病案后加按语进行分析，以示临床经验传承之秘，真实体现王氏临床经验，名之曰《王焕生医疗经验汇真》。陕西省名中医辛智科主任医师曾受教于王正宇先生，两次为王氏经验汇真之作审稿并作序，特此致以真挚的感谢！苏礼主任医师在王正宇先生诞辰110周年座谈会上的讲话，体现了对王老严谨学风和高尚医德的深深敬意与怀念，王老说的"好好当医生，当个好医生，一要医术高，二要态度好"是我们这些医者的座右铭。本书所述临床病证的诊疗经验，与现行教材之分型论治有所不同，更切合临床，实用性强，可供广大中医临床实践者及中医院校师生参考使用。由于编者水平有限，编写过程难免出现疏漏与错误，敬请同道雅正。

本书顺利出版，离不开各位朋友鼎力支持，在本书行将付梓之际，对指导、编写、整理本书的朋友，以及支持本书出版的金版电子出版社、中国中医药出版社致以诚挚的谢意！

编者

甲辰孟春识于古都咸阳

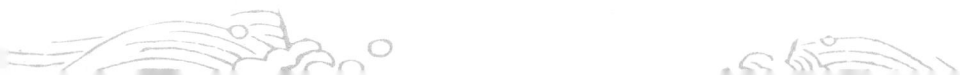

目　录

第一章　脏腑辨证经验

感　冒

一、感冒药物的选择

1.辛温解表药：麻黄、桂枝、羌活、防风、白芷、荆芥、紫苏、细辛。

2.辛凉解表药：薄荷、菊花、桑叶、蝉蜕、升麻、淡豆豉、牛蒡子、葛根、柴胡。

3.清热解毒药：金银花、连翘、板蓝根、大青叶、黄芩、栀子、竹叶。

4.养阴药：玉竹、沙参、芦根、梨皮。

5.化湿理气药：藿香、佩兰、香薷、陈皮。

6.补气和中药：黄芪、党参、白术、炙甘草。

感冒方剂大约10多个，中药亦不过三四十味，掌握这些处方已经够用了，关键是在正确辨证的基础上选择恰当方剂，使用好每一味中药。在药味上不要太多太杂，在用量上，宜轻不宜重。因"治上焦如羽，非轻不举"，治当"因其轻而扬之"，因解表药大都味辛，辛味药大多发散，故不宜用量重，宜取轻清发散，中病即止。解表药不宜久煎，武火急煎约10分钟即可。

在解表药中，值得一提的是荆芥、紫苏两味药，这两味药虽属辛温解表药，但均味辛微温，介于辛温与辛凉之间。紫苏辛微温，功效散寒发表，和胃降逆。如果风寒不甚，或风热感冒，均可应用，因其有和胃降逆作用，所以凡是感冒，胃气不降或素有胃痛之人，用之最宜。荆芥性微温，祛风解表，止血，药性平和偏温，但温而不燥烈，配辛温之药则温，配辛凉之品则温而不燥，炒后又有止血作用，亦可用于妇人妊娠感冒。香附是理气药，理气药大都有耗气伤阴之弊，但香附理气不伤阴，为气中之血药，女科之总司。紫苏、香附配伍可发表理气、和胃止痛，为气郁感冒、妇人妊娠感冒之佳品。鱼腥草、贯众、重楼、野菊花、牛蒡子、紫苏、黄芩、黄连、藿香、佩兰、虎杖、槟榔、赤芍、甘草等为感冒流行季节之常用药，在治疗感冒的同时，常以上药配伍板蓝根、大青叶、金银花、连翘等，它们都具有抗病毒作用，因此在感冒用药中应适当增加它们的用量。

二、感冒方剂的选择

（一）辛温解表

1.风寒表实：麻黄汤。

2.表寒里热：大青龙汤。

3.风寒表虚：桂枝汤。

4.风寒湿兼里热：九味羌活汤。

5.伤暑：香薷散。

6.表寒内有水饮：小青龙汤。

（二）辛凉解表

1.风热表证：银翘散、桑菊饮。

2.表寒里热：麻杏甘石汤。

（三）扶正解表

1.气虚外感：败毒散。

2.气虚并有痰湿：参苏饮。

3.阳虚感冒，寒甚于热：再造散、麻黄附子细辛汤。

4.阴虚感冒，热甚于寒：加减葳蕤汤。

（四）表里双解

表里俱实：防风通圣散。

（五）妇人感冒

1.气郁感冒：香苏散（《和剂局方》），妊娠感冒亦可。

2.经期感冒：小柴胡汤。

三、按季节辨证分述

（一）春季感冒

多见风热感冒，温病初起，症见发热无汗或有汗不畅，微恶风寒，头痛口渴，咳嗽咽痛，舌尖红苔薄白或微黄，脉浮数。治当辛凉解表，清热解毒。方用银翘散、桑菊饮、柴葛解肌汤。

【医案1】

胡某，男，17岁，学生。1993年春，患者因与同学嬉闹，损伤脾脏，当即昏迷。急送咸阳市二院急诊科诊治，诊为脾脏损伤，住院留观。第二天转入陕西中医药大学附院内科治疗，患者清醒，但身热不汗，咽痛，头痛口渴，自觉双目灼热。舌红苔薄黄，脉浮数有力。据此诊为风热感冒。方用银翘散：金银花15g，连翘15g，荆芥9g，柴胡15g，黄芩15g，板蓝根15g，大青叶15g，葛根15g，1剂。服后出汗浸透衣被，体温正常，诸症若失，索食，查体各项功能正常，调整3日而病愈出院。

【医案2】

龙某，女，76岁。1999年春，发热恶寒，体温38.8℃，头痛咽肿，恶食呕吐，口渴，不多饮，西医诊为重感冒，静注青霉素、利巴韦林周余，肌注柴胡注射液、安痛定注射液、口服康泰克、感冒通、阿莫西林。但病情不减，复转中医治疗。观其舌边尖红，苔薄黄，脉象浮数。

辨证：风热感冒。

治法：辛凉解表、清热解毒。

处方：银翘散加减。金银花、连翘、紫苏、柴胡、黄芩、板蓝根、大青叶、葛根、麦芽。

1剂，服药1次，体温正常而愈。

按：此方系邵生宽教授所传。方中金银花、连翘重点在清热解毒，以治卫分证，柴胡、黄芩重点在清半表半里之邪，属少阳证，葛根解肌生津止渴，为阳明经之主药，属阳明证。以上属三阳合治。加入板蓝根、大青叶是因为重点在抗病毒，荆芥在医案1的作用为发散风寒，紫苏在医案2中的作用是既可发散风寒，又和胃止呕，经多年临床验证，只要辨证正确，屡用神效。

（二）夏季感冒

盛夏炎热，乘凉饮冷，故多形成伤暑而兼伤饮之证，暑多夹湿，其临床表现为发热恶寒，头痛无汗，口渴面赤，胸闷不舒，甚则腹痛吐泻。舌苔白腻，脉浮而数。治以祛暑解表、清热化湿，方选新加香薷饮、藿香正气散。

【医案】

王某，男，67岁，农民。1989年盛夏，患者夜间寐于门道，次日即头痛喷嚏，发热，无汗，胸闷不舒，不欲饮食且时有恶心。在当地治疗3天，肌内注射柴胡注射液、安痛定注射液，静脉注射青霉素、利巴韦林。头痛似有缓解，余证依然。故来就诊。患者精神差，不欲饮食，口淡而黏，恶寒无汗，口渴面赤，胸部胀闷不舒，大便数日未行，诊其脉浮略数，查其舌淡苔白腻。

辨证：暑温，复感寒湿。

治法：祛暑化湿。

处方：新加香薷饮。香薷9g（后下），金银花15g，白扁豆12g，厚朴9g，枳壳9g，藿香10g，连翘15g，葛根12g，焦三仙各12g。

服药1剂，诸症悉除，唯精神困倦。

按：本案为典型暑温夹湿，患者头痛恶寒，不汗出，胸闷不饮，苔白腻，脉浮数。方用香薷饮显然不能祛热（脉浮数），故药用新加香薷饮，祛暑化湿，重用香薷以解表。本案紧抓汗出之重点，方中香薷辛温芳香，有夏月麻黄之称，能由肺经达其络；厚朴苦温能泄实满，连翘、金银花取其辛凉，达肺经之表，能使暑湿从肌表走。温病最忌辛温，但暑病不忌，因为暑必兼湿，湿为阴邪，非温不解。加入藿香化湿解暑、和中降逆，葛根解肌止渴，枳壳宽胸，三仙消导，药证相符，故1剂而效。

（三）秋季感冒

秋季肺主令，肺为燥邪所伤则肺气不宣。临床表现为恶寒无汗，头微痛，咳嗽痰稀，鼻塞咽干，苔白，脉浮弦。治宜轻宣凉燥、理肺化痰。方选桑杏汤、桑菊饮、杏苏散。

【医案】

耿某，男，67岁，2000年秋来诊。主诉感冒咳嗽月余，加剧2天，恶寒发热，热势不甚，干咳少痰，时时汗出，咽干口燥。详问痰质，咳痰黏稠不爽，寐差，夜间口干甚，大便干，舌红苔少，脉浮，重按细略数。

辨证：温燥袭肺，伤及肺阴。

治法：清宣温燥，润肺止咳。

处方：桑杏汤加味。桑叶、杏仁、川贝、沙参、淡豆豉、栀子、紫苏叶、葛根、麦冬。3剂而表解咳止。

按：秋季气候干燥，燥邪易伤肺阴，故在临床有凉燥和温燥之分，本案证属温燥，燥邪伤肺，出现干咳少痰，咳吐不利，痰质黏稠，舌红脉细，均为伤阴表现，加之千禧之年秋冬一直少雨雪，气候干燥，天人相应，治疗宜宣，重在滋阴，故效。

（四）冬季感冒

冬季感寒，毛孔闭塞，卫阳郁遏，临床表现为恶寒发热，头痛身重，鼻塞流清涕，伴有咳嗽气喘，无汗，或有项强，舌苔薄白，脉浮紧。治宜辛温发汗解表，佐以宣肺，方选麻黄汤、大青龙汤，表寒里热者多选九味羌活汤、加味香苏散，外感风寒内有痰饮者多选用小青龙汤。

【医案】

王某，男，65岁，农民。1984年冬季初诊。主诉感冒周余，经服西药感冒药无效，转中医治疗，刻下恶寒发热，无汗而喘咳，痰多清稀色白，夜间喘咳不甚，平卧，头身困重乏力，肌肉酸痛，纳谷日少，有吸烟喝酒嗜好，舌苔黑而滑润，脉浮兼滑。

辨证：风寒客表，水饮内停。

治法：解表散寒，止咳平喘。

处方：小青龙汤加减。生麻黄、白芍、细辛、干姜、桂枝、半夏、五味子、葛根、焦三仙。1剂而效。

按：此案患者年过花甲，且舌苔发黑而润，辨证时紧抓苔黑滑润之特点，兼之外感风寒之邪，是典型的小青龙汤证，且素有烟酒嗜好，痰饮水湿偏盛，此时单纯发汗解表则水饮不除，唯有发汗化饮，内外合治，才是正法。本案辨证要点是舌苔黑而润，紧扣病机，选方正确，故1剂而愈。

四、按气血津液辨证分述

（一）气虚感冒

一般多见体质虚弱之人，或见于大病、久病之后，不耐风寒，动则汗出，困倦乏力，头痛鼻塞，浑身疼痛不舒，舌淡苔白，脉浮数无力。治宜扶正祛邪，稍佐解表。选方补中益气汤、参苏饮。

【医案1】

侯某，男，42岁。1985年5月21日患者出差蜀地月余，途中不慎感受风寒，在蜀地后虽经治疗，但多汗乏力头痛，身体沉重不解，又在当地治疗月余，西药中药均治过，但仍不见好转，适余返里，前来就诊。患者少气懒言，语声低微，动辄汗出，困倦乏力。

辨证：气虚感冒。

治法：扶正祛邪。

方用补中益气汤加减：黄芪、党参、白术、当归、升麻、藿香、陈皮、柴胡、焦三仙、白芷。2剂而愈。

【医案2】

王某，男，58岁。1984年冬月，患者感冒月余，咳嗽气短，恶寒，纳谷减少，头昏身痛，精神差，寐差，大便溏薄，在当地县医院诊为感冒，肺炎，给用青链霉素周余，其证仍在，遂转中医诊治。观其舌淡苔白，脉浮弱，诊为气虚感冒，治以扶正解表、止咳平喘法，方用参苏饮，原方3剂而获效。

按：二例均为气虚感冒，案1患者正值中年，体质较好，但屡用发汗之剂伤及气阴，汗出不止，气虚为主，故用补中益气汤获效。案2患者年近花甲，体弱多病，咳嗽气短突出，兼有表邪，表邪不去正气不复，故方用参苏饮以扶正解表，止咳宣肺而愈。

（二）阴虚感冒

患者多为阴虚或者血虚，常见于久病伤阴，亦见于热性病之后，营阴受损者。临床表现头痛身热，发热重恶寒轻，无汗或微汗，头晕心烦，口渴咽干，手足心发热，干咳少痰，不易咳出，舌红少苔或光红无苔，脉细数。治宜滋阴解表，方用加减葳蕤汤、益胃汤加紫苏。

【病案】

巨某，女，40岁。2002年暑期患者感冒月余，虽经中西医治疗，但其症不减反增，头晕鼻塞声重，浑身燥热，时而恶寒，时时汗出，口渴咽干，心烦躁，伴有咳嗽，痰中夹有血丝，纳谷日少，倦怠乏力，察其舌红无苔，脉象细数。

辨证：阴虚感冒。

治法：滋阴解表。

处方：益胃汤加紫苏化裁。玉竹、黄精、沙参、葱白、桔梗、淡豆豉、紫苏、焦三仙、葛根、党参、麦冬、百合。3剂而愈，追访年余再未感冒，体质增强。

按：患者本系素体阴虚，感冒之后，发汗太过，更加耗伤阴液。《伤寒论》所说"疮家血家淋家不可发汗"即指此义。夺血者无汗，夺汗者无血，因血汗同源故也。此案前医不察，肆意发汗，导致阴伤更甚，出现燥热伤津。此案诊断要点为发热不甚，恶寒或微恶寒，舌红少苔或无苔，脉细数。由于紧扣病机，抓住阴虚之特点，故取效甚捷。

（三）经期感冒

每逢经期或月经过后而发生感冒者，《伤寒论》称其为热入血室。每逢此时，由于阴血排出，子宫开放，邪气乘虚而入，故导致感冒。临床表现为头痛，发热恶寒，鼻塞流涕，困倦嗜卧，纳谷减少，或往来寒热，心烦喜呕，口苦咽干，腹痛，舌淡红苔白，脉滑。治宜扶正祛邪，兼养阴血，处以小柴胡汤加减。

【医案】

仝某，女，38岁，干部。1998年春初诊。主诉感冒常年发生，每月基本一次，持续月余。细问其详，每逢经期则感冒，头痛鼻塞，往来寒热，口苦咽干，周身疲软无力，倦怠嗜卧，不欲饮食。经期过后仍不愈。上述症状持续月余，下次月经过后，或者经期则又感冒，如此反复，经年不愈。观舌淡白，脉滑，证属经期感冒，治以扶正祛邪、养血解表，方用小柴胡汤：柴胡、黄芩、半夏、党参、紫苏、当归、白芍、酒地、焦三仙。3剂。连续治疗3

个月经周期后以归脾汤调理而善后。

按：经期感冒，紧抓感冒与月经密切相关，此时阴血骤虚，正气虚弱，邪气乘虚而入，传统治疗方剂为小柴胡汤，少佐紫苏辛微温发表力弱而不过汗，又能和胃止呕，谨记阴虚忌汗。治疗本病应随证进行药物加减，如月经提前合生地四物，加清热药；月经推后，用熟地四物，少佐温阳药，须连续调理3个月经周期方可痊愈。

（四）气郁感冒

是指感冒除感受外邪之外，多与情绪变化有关，常以情绪变化为诱因而导致发病，或因情绪变化而致感冒加重者。临床表现：多见于女性，头痛项强，鼻塞流涕，发热恶寒或恶风，无汗，胸膈痞满，舌淡苔白，脉浮或弦。治宜发汗解表，行气和血。方用香苏散（《和剂局方》）。

【医案】

柴某，女，38岁，护师。2001年春，患者感冒周余，经注射氨苄西林、利巴韦林、柴胡、安痛定，同时服用感冒颗粒、板蓝根冲剂、氨酚伪麻美芬片Ⅱ/氨麻苯美片鲜效。遂转中医诊治。症见胸闷气短，心下痞塞不畅，不欲饮食，头痛项强，时而恶心发热，无汗出，时时欲吐，心烦不寐，舌淡苔白，脉浮，中取略弦。辨为气郁感冒，治以疏风解表、理气和中，方用香苏散：紫苏叶、香附、陈皮、甘草、柴胡、葛根。1剂，微汗而愈。

按：气郁感冒的诊断要紧抓胸膈痞满的症状，再则要有服用其他感冒药均乏效之特点，故诊断并不难。方中紫苏叶辛微温，发汗作用弱，香附理气解郁，两药配合既发汗解表又不过汗伤阴，又能行气活血止痛，陈皮行气燥湿，甘草益气和中，药虽四味，然有芳香辟秽，理气解表之能，效专力宏，亦治妊娠感冒及胎气上逆。

临证感悟

发汗又称解表法，是中医常用治法之一。它是通过开泄腠理、促进发汗，使表证随汗出而解的治法。常用于治疗感冒，具体应用时须注意以下几点：①汗之有度：运用汗法治疗感冒，要求达到汗出热退、脉静身凉，以周身微汗为度，不可过汗或久用，发汗过多，甚则大汗淋漓，则耗伤阴液，可以伤阴以至亡阳。张仲景在《伤寒论》中说："温覆令一时许，遍身漐漐微似有汗者益佳，不可令如水流离，病必不除。"他强调运用汗法应中病即止，不必尽剂。同时对助汗之护理也甚重视，予热粥以助药力。除热粥外，也可多饮温热开水、热汤之类。②虚人慎用：虚人感冒一般不宜重用发汗解表之剂。因气虚者卫表不固，本有自汗形寒情况，如疏散太过，汗出更多，会使营卫俱虚。阳虚者也有汗出畏寒情况，如用大剂辛散之品，则汗愈出，阳愈虚而寒愈甚。血虚者常见无汗或汗少，盖心主血，汗为心之液。血虚之人，汗源不足，如发汗太过，则津血愈耗。阴虚者常有午后潮热、寐中盗汗，如妄用辛散之剂，汗出愈多而阴液愈虚、亢热愈甚。③因时选药：正确使用解表药必须掌握好用药剂量，并随季节变化选择用药，增减剂量。春夏之际腠理疏松，容易出汗，解表药应选择发汗力弱之品，如香薷、防风等，用量宜轻。秋冬腠理致密，不易出汗，则应选用发汗力峻之药，如麻黄、桂枝等，用量宜重。

感冒辨证论治表

王焕生先生对感冒的辨证论治归纳如表1所示。

表1 感冒辨证论治表

类型	主证	主方
春季感冒	发热恶寒，头痛鼻塞，流黄涕，舌边尖红，脉浮数	银翘散
夏季感冒	发热头痛，恶寒无汗，口渴面赤，胸闷不舒，舌苔白腻，脉浮而数	新加香薷饮
秋季感冒	外感温燥，邪在肺卫，身不甚热，干咳无痰，咽干口渴，右脉数大	桑杏汤
冬季感冒	恶寒发热，头痛身疼，无汗喘咳，苔薄白，脉浮紧	麻黄汤、荆防败毒散
气虚感冒	恶寒发热，头痛鼻塞，咳嗽痰多，胸膈满闷，身困倦怠，苔白，脉浮而弱	补中益气汤、参苏饮
阴虚感冒	头痛身热，微恶风寒，无汗或有汗不多，咳嗽心烦，口渴咽干，舌赤脉数	加减葳蕤汤
经期感冒	每临经期即感冒，伴有寒热往来，胸胁苦满，心烦喜呕，口苦咽干，目眩，舌苔薄白，脉弦	小柴胡汤
表寒里热	身热不解，咳逆气急，鼻塞口渴，有汗或无汗，苔薄白或黄，脉滑数	麻杏石甘汤
气郁感冒	因生气而导致感冒，多见头痛项强，鼻塞流涕，发热恶寒或恶风无汗，胸膈胁肋痞满不舒，舌苔薄白，脉浮	香苏散
表寒里饮	恶寒发热，无汗咳喘，痰多而稀，或身体痛重，头面四肢浮肿，苔白滑脉浮	小青龙汤
表里俱实	憎寒壮热，头目昏眩，口苦口干，大便秘结，小便赤涩	防风通圣丸

咳 嗽

【医案】

侯某，男，70岁。2010年4月7日初诊：咳嗽、胸闷气短年余，加重1周。患者自诉气短不畅，咳嗽不休，微恶风寒，困倦乏力，痰多色黄，尚可咳出，纳差口苦，寐差梦多，易于动怒，大便干，3～5天一行，舌红苔少而干，脉细数。

诊断：咳嗽。

辨证：痰热郁肺，肺胃阴伤。

治法：清热化痰，滋养肺胃，肃肺止咳，佐以透邪。

处方：二母清顺汤加减。天冬12g，麦冬12g，玄参15g，当归15g，黄芩12g，知母10g，浙贝母15g（先煎），瓜蒌仁15g，前胡10g，橘红12g，茯神30g，枳实15g，天花粉12g，炒枣仁20g，焦三仙各15g。7剂，水煎服，每日1剂，分2次服下，以观后效。

2010年4月14日二诊：患者服上方后，病情向愈，唯有咳嗽偶见，纳谷香甜，夜寐安静，胸闷气短及痰多色黄症状皆匿，大便通畅，每日1次，故前来索方以求除其余疾，巩固疗效。拟以上方加味5剂，以善其后。

按：咳嗽是临床常见病、多发病，可分为内伤、外感两大类。由于两大病因相兼互错，故临床常难以把握，以致病情迁延不愈。病无常形，医无常方，故临证当全盘把握，高瞻远瞩，切不可一叶障目而盲目施治，更不可囿于书本而缘木求鱼。此案咳嗽日久，津随气耗而气阴两伤，肺失润养而宣降失司，肺为气之主，气机不利则胸闷气短、咳嗽不止。阴虚而肺火炼液为痰，痰热阻肺而致咳嗽更甚。太阴之热波及阳明，胃阴耗伤而受纳失司，胃阴不能上蒸于口，故口渴苔少。大肠与肺相表里，肺热下移，耗伤津液，则大便干结。热为阳邪，心肝多受其扰，故寐差易怒。乍看全症，一派内热之象，但详审患者仍有恶寒之征，若无视表邪而直清里热，易于引邪内侵，弄巧成拙，而更增病情之重。药贵权宜，法当应变，故在治疗之时，当佐宣散之意，选用《寿世保元》方二母清顺汤加味，全方清热化痰、滋养肺胃，佐以前胡宣散表邪，使得表邪外透，肺热内清，肺胃阴伤得以濡养，表里同治，直中病机而切中要害，故一诊而逆转年余之疾，解患者之苦。

哮　喘

【医案】

2009年12月12日初诊：患者哮喘发作，不能平卧月余。在某医院诊断为肺心病，肺气肿。痛苦面容，喉中痰鸣，喘促气急，汗出，胸闷心悸，呼吸欠畅，气短难续，唯以深吸为快，口周青紫，纳差，恶心欲吐，寐差，大便正常。舌暗、苔中厚腻，脉缓。

诊断：哮喘。

辨证：痰浊闭肺，气机上逆。

治法：化痰平喘，肃肺降逆。

处方：苏子降气汤加减。紫苏子10g，橘红10g，桔梗15g，姜半夏12g，前胡15g，当归15g，厚朴10g，瓜蒌10g，枳实10g，藿香10g，白豆蔻10g（后下），焦三仙各15g，麻黄根10g，炒白术20g，茯神30g。每日1剂，分两次服下，共4剂。

2009年12月16日二诊：患者服上方诸症改善，哮喘减轻，纳谷正常，但恶心、寐差仍有，腿软，大便干。舌暗苔白，脉缓。拟以上方加怀牛膝。

处方：紫苏子10g，橘红10g，桔梗15g，姜半夏12g，前胡15g，当归15g，厚朴10g，瓜蒌10g，枳实10g，藿香10g，白豆蔻10g（后下），焦三仙各15g，麻黄根10g，炒白术20g，茯神30g，怀牛膝15g。每日1剂，分两次服下，共4剂。

2009年12月20日三诊：患者哮喘症状大减，可以平卧，咳嗽多汗，纳谷正常，腹痛即泄，大便每日3～4次，寐可。舌暗苔白，脉缓。拟以上方加痛泻要方。

处方：紫苏子10g，橘红10g，桔梗15g，姜半夏12g，前胡15g，当归15g，厚朴10g，瓜蒌10g，枳实10g，藿香10g，焦三仙各15g，陈皮10g，防风12g，炒白术20g，茯神30g，炙甘草10g。每日1剂，分2次服下，共7剂。

2009年12月27日四诊：哮喘症状减轻，近日感冒，纳谷增进，寐安，大便每日3～4次，舌淡苔薄黄，脉缓。拟以苏子降气汤合参苓白术散加减。

处方：紫苏子10g，橘红10g，桔梗15g，姜半夏12g，前胡15g，当归15g，厚朴10g，瓜蒌10g，枳实10g，党参20g，炒白术20g，茯苓15g，白扁豆15g，肉豆蔻15g，炒薏苡仁30g，炒山药15g，焦三仙各15g。每日1剂，分2次服下，共7剂。

2010年1月3日五诊：诸症好转，已不咳嗽，口唇红润，纳谷正常，大便正常，舌淡苔白，脉细。拟以苏子降气汤合玉屏风散以巩固疗效。

处方：紫苏子10g，橘红10g，桔梗15g，姜半夏12g，前胡15g，当归15g，厚朴10g，瓜蒌10g，枳实10g，党参20g，炒白术20g，防风12g，黄芪30g，焦三仙各15g。5剂，水煎服。

按：哮喘为哮证和喘证的合称，哮证为一种发作性的痰鸣气喘性疾病，以哮鸣有声，呼吸急促困难为特征；喘证以呼吸困难，甚则张口抬肩，鼻翼扇动，不能平卧为特征。二者常相伴发作，故有哮必兼喘之说，为临床上常见的难治性疾病。《景岳全书·喘促》曰："喘有夙根，遇寒即发，或遇劳即发者，亦名哮喘。"《症因脉治·哮病》亦提到："哮病之因，痰饮伏留，结成窠臼，潜伏于内，偶有七情之犯，饮食之伤，或外有时令风寒束其表，则哮喘之证作矣。"故哮喘之因，在于痰，故《景岳全书》曰："哮喘专主于痰。"而肾为生痰之根，脾为生痰之源，肺为贮痰之器，痰之生，皆因肺、脾、肾三脏失调，水液不归正化，津停为湿，湿聚为痰，伏藏于肺，成为发病的潜在"夙根"。本例患者初诊之时，呼吸困难，气道不畅，喉中痰鸣，胸膈满闷不得平卧，为痰涎壅盛于肺，肺失宣畅之征。而又唯以深吸为快，喘逆气短，动则气短难续，为肾阳亏虚于下，肾失摄纳之征，故予以苏子降气汤降气平喘、祛痰止咳，标本兼治，上下同治，肺肾两调，五诊而消除诸症，收效甚佳。

心 悸

【医案】

丁某，女，52岁，1986年10月11日就诊。主诉：白天汗出，心悸不宁，失眠善惊月余。细究根源，因其夫中风突然发作，使其受惊而罹此疾。先后曾服用安定、谷维素、维生素 B_6、天王补心丹之类鲜效，而转中医诊治。观患者自汗出，双手自按胸部。舌淡苔白，脉细数。

辨证：阳虚心悸。

治法：温通心阳，潜镇安神。

处方：桂甘龙牡汤。桂枝10g，甘草10g，牡蛎30g（先煎），龙骨30g（先煎），白芍12g。

服药仅2剂，汗止心悸自安，安然入寐。

体会：本案系阳虚心悸证。汗出过多，则心阳随汗液外泄，以致心阳虚，心脏失去阳气的庇护则空虚无主而心悸，心中筑筑不宁，欲得按而以求缓解，故以补助心阳为主，桂枝、甘草辛甘相合、生阳化气，芍药酸苦微寒、敛阴和营，同桂枝配合具有调和营卫之功，营卫和则自汗愈。病发于受惊所致，故又用龙、牡潜镇安神，共奏温通心阳、潜镇安神之功，而心悸之疾即愈。

不　寐

【医案】

韩某，女，45岁，咸阳二十二中英语教师。2009年9月2日初诊。主诉：入睡困难，多梦易醒，伴胃胀胁痛半年。自述其子生性淘气，且近高考，恐其高考失利，忧虑操劳过度，以致夜寐难安，入睡困难，寐中多梦，寐浅易醒。并见食少纳差，胃胀胁痛，恶食凉物。月经提前，伴有血块，白带增多。大便不成形，每日1次。自觉畏风。舌暗苔白，脉细。

诊断：不寐。

辨证：肝郁不寐。

治法：疏肝解郁，养心安神。

处方：逍遥散加减。醋柴胡12g，白芍15g，白术15g，当归15g，茯神30g，炒枣仁20g，首乌藤20g，厚朴10g，佛手10g，醋香附10g，焦三仙各15g。

2009年9月9日二诊：患者寐较前改善，胁痛消失，胃仍胀满，伴有饥饿时胃中自觉不适，纳差，大便尚可成形，每日1次，但量少而细。舌淡红苔薄白，脉细。

辨证：肝郁不寐，胃肠不和。

治法：解郁安神，调和肠胃。

处方：逍遥散合王氏经验方加减。醋柴胡12g，白芍15g，白术15g，当归15g，茯神30g，炒枣仁20g，首乌藤20g，生龙骨（先煎）30g，丹参30g，瓦楞子15g（先煎），醋香附15g，炙甘草10g。

2009年9月16日三诊：患者寐时增加，但入寐困难，胃仍觉胀满，纳差，饥饿时胃中不适，大便溏，每日1次。舌淡苔白，脉缓。仍以上方加味。

处方：醋柴胡12g，白芍15g，白术15g，当归15g，茯神30g，炒枣仁20g，首乌藤20g，生龙骨30g（先煎），丹参30g，瓦楞子15g（先煎），醋香附15g，炙甘草10g。

2009年9月23日四诊：患者夜寐转良，入睡较前改善，寐时增加；纳谷增进，胃凉但不适感消失；大便不爽，尚可成形，每日1次，白睛黄斑。舌淡苔白，脉缓。继以上方加味。

处方：醋柴胡12g，白芍15g，白术15g，当归15g，茯神30g，炒枣仁20g，首乌藤20g，生龙骨30g（先煎），丹参30g，瓦楞子15g（先煎），醋香附15g，菊花10g，枸杞15g，炙甘草10g。

2009年9月30日五诊：患者寐稍安，纳谷增进，胃已不觉凉，但觉上腹及胁不舒。大便通畅，每日1次。舌淡苔白，脉缓。拟以上方加味。

处方：醋柴胡12g，白芍15g，白术15g，当归15g，茯神30g，炒枣仁20g，首乌藤20g，生龙骨30g（先煎），丹参30g，瓦楞子15g（先煎），醋香附15g，炙甘草10g。

2009年10月7日六诊：患者寐稍安但梦多，自觉夜间胃凉，畏寒怕冷，纳谷尚可。大便不爽，每日一次。舌暗苔白，脉细。

辨证：胃肠不和，肝郁不寐。

治法：调和肠胃，养血安神。

处方：香砂六君子汤加减。醋香附15g，砂仁10g（后下），党参20g，姜半夏15g，陈皮10g，白术15g，丹参30g，当归15g，瓦楞子15g（先煎），白芍20g，茯神30g，炒枣仁20g，焦三仙各15g，炙甘草10g。

2009年10月14日七诊：患者睡眠情况较前改善，纳谷正常，胃已不觉凉，畏寒怕冷消失，大便溏，每日1次，舌正常，脉细。拟以上方加肉豆蔻。

处方：醋香附15g，砂仁10g，党参20g，姜半夏15g，陈皮10g，白术15g，丹参30g，当归15g，瓦楞子15g（先煎），白芍20g，茯神30g，炒枣仁20g，焦三仙各15g，肉豆蔻15g，炙甘草10g。

2009年10月21日八诊：患者胃已不觉凉，胃寒怕凉，小腹冷，纳谷尚可，寐有好转，饥饿过时则肠鸣，大便可，舌淡苔白，脉细。

辨证：胃肠不和，血虚失养。

治法：调和肠胃，养血安神。

处方：香砂六君子汤合四物汤加减。醋香附15g，砂仁10g（后下），党参20g，姜半夏15g，陈皮10g，白术15g，丹参30g，当归15g，瓦楞子15g（先煎），白芍20g，茯神30g，炒枣仁20g，熟地黄12g，川芎10g，焦三仙各15g，甘草10g。

2009年10月28日九诊：患者胃已不觉凉，但多食则不舒，寐差，小腹痛好转，肠鸣，大便尚可。舌正常，脉细。仍以香砂六君子汤合四物汤加减。

处方：醋香附15g，砂仁10g（后下），党参20g，姜半夏15g，陈皮10g，白术15g，丹参30g，当归15g，瓦楞子15g（先煎），白芍20g，熟地黄12g，川芎10g，茯神30g，炒枣仁20g，焦三仙各15g，炙甘草10g。

2009年11月4日十诊：患者胃已不凉，纳谷正常，月经来潮。肠鸣消失，精神正常，寐安，大便正常，舌淡苔白，脉缓。

辨证：胃肠不和，肝郁不寐。

治法：调和肠胃，解郁安神。

处方：香砂六君子汤合逍遥散加减。醋香附15g，砂仁10g

（后下），党参20g，姜半夏15g，陈皮10g，白术15g，丹参30g，当归15g，瓦楞子15g（先煎），白芍20g，醋柴胡12g，茯神30g，炒枣仁20g，焦三仙各15g，炙甘草10g。

2009年11月14日十一诊：患者胃已不觉凉，纳谷正常，月经一月二潮，肠鸣消失，精神尚可，大便正常。舌淡苔白，脉缓。

辨证：胃肠不和，肝郁不寐。

治法：调和肠胃，养血安神。

处方：香砂六君子汤合四物汤加减。醋香附15g，砂仁10g（后下），党参20g，姜半夏15g，陈皮10g，白术15g，丹参30g，当归15g，瓦楞子15g（先煎），白芍20g，茯神30g，炒枣仁20g，熟地黄12g，川芎10g，焦三仙各15g，炙甘草10g。

2009年11月25日十二诊：患者胃已不觉凉，纳谷正常，咽部不利，肠鸣，吐痰黄白相间，寐差，精神尚可，大便正常。舌淡苔灰黑（染色），脉细。仍以香砂六君子汤合四物汤加减。

处方：醋香附15g，砂仁10g（后下），党参20g，姜半夏15g，陈皮10g，白术15g，丹参30g，当归15g，瓦楞子15g（先煎），白芍20g，茯神30g，炒枣仁20g，熟地黄12g，川芎10g，桔梗10g，焦三仙各15g，炙甘草10g。

2009年12月2日十三诊：患者胃已不觉凉，纳谷正常，咽部无痰，肠鸣，寐可，精神尚可，大便正常。舌暗苔白，脉细。

辨证：胃肠不和，肝郁不寐。

治法：调和肠胃，解郁安神。

处方：香砂六君子汤合逍遥散加减。醋香附15g，砂仁10g（后下），党参20g，姜半夏15g，陈皮10g，白术15g，丹参30g，当归15g，瓦楞子15g（先煎），白芍20g，柴胡12g，茯神30g，炒枣仁20g，焦三仙各15g，炙甘草10g。

2009年12月9日十四诊：患者自觉消化不良，纳谷正常，背凉，舌淡苔白有齿痕，脉细。仍以香砂六君子汤合逍遥散加减。

处方：醋香附15g，砂仁10g（后下），党参20g，姜半夏15g，陈皮10g，白术15g，丹参30g，当归15g，瓦楞子15g（先煎），白芍20g，柴胡12g，茯神30g，炒枣仁20g，焦三仙各15g，炙甘草10g。

2009年12月16日十五诊：患者胃胀，消化不良，背凉，寐差，大便正常，每日1次。舌淡苔白，脉细。

辨证：胃肠不和。

治法：调和肠胃。

处方：香砂六君子汤加减。醋香附15g，砂仁10g（后下），党参20g，姜半夏15g，陈皮10g，白术15g，丹参30g，当归15g，瓦楞子15g（先煎），白芍20g，茯神30g，炒枣仁20g，焦三仙各15g，炙甘草10g。

2009年12月23日十六诊：患者胃胀偶作，消化不良，背凉，寐差，大便正常，每日1次。舌淡苔白，脉细。

辨证：胃肠不和。

治法：调和肠胃。

处方：香砂六君子汤合四物汤加减。醋香附15g，砂仁10g（后下），党参20g，姜半夏15g，陈皮10g，白术15g，丹参30g，当归15g，瓦楞子15g（先煎），白芍20g，熟地黄12g，川芎10g，茯神30g，炒枣仁20g，焦三仙各15g，炙甘草10g。

2009年12月30日十七诊：患者胃胀偶作，纳谷正常，消化不良，背凉，寐可，大便正常，每日1次。舌淡有齿痕，苔白，脉细。

辨证：胃肠不和。

治法：调和肠胃。

处方：香砂六君子汤加减。醋香附15g，砂仁10g（后下），党参20g，姜半夏15g，陈皮10g，白术15g，丹参30g，当归15g，瓦楞子15g（先煎），白芍20g，焦三仙各15g，炙甘草10g。

2010年1月6日十八诊：患者左胁胀痛，纳谷尚可，寐可，食谷不化，月经量少，大便量少。舌淡苔白，脉细。

辨证：胃肠不和，肝郁不舒。

治法：调和肠胃，养血安神。

处方：香砂六君子汤合四物汤加减。醋香附15g，砂仁10g（后下），党参20g，姜半夏15g，陈皮10g，白术15g，丹参30g，当归15g，瓦楞子15g（先煎），白芍20g，茯神30g，炒枣仁20g，熟地黄12g，川芎10g，焦三仙各15g，炙甘草10g。

2010年1月13日十九诊：通过以上十八次的诊治，患者诸症均改善，舌淡苔白，脉细。拟以香砂六君子汤善后。

处方：醋香附15g，砂仁10g，党参20g，姜半夏15g，陈皮10g，白术15g，当归15g，茯神30g，焦三仙各15g，炙甘草10g。

按：不寐为临床常见病，诊断并不困难，其表现以不能获得正常睡眠为主要特征。故入寐困难、寐时短暂、寐而不酣、时寐时醒均属于不寐范围。临床上可因多种原因而致不寐，而最常见的病因是情志因素。情志不遂，肝气郁结，气机不畅，阴阳失和。阳主动，主寤；阴主静，主寐。阳不入阴则妄动而目不瞑。本案为忧思过度，而致不寐，故辨证论治，处以解郁安神之方，具有疏肝解郁，养血安神之效。而诊治中患者又见纳差，胃脘不舒，盖情志不舒，忧思伤脾，《素问·举痛论》曰："思则气结。"脾失健运之故也。脾失健运，则胃失和降，《素问·逆调论》中记载："胃不和则卧不安。"从而进一步加重不寐病情。故调畅情志，条达肝气成为治病的关键所在，故标本同治，后以香砂六君子汤而善后，终获痊愈。

胃 痛

一、医学源流

纵观中国医学史，对于胃脘痛，历代医家均有论述。中医对本病的认识萌芽于战国，奠基于东汉，发展于金元，成熟于明清，完善于中华人民共和国成立之后，使胃脘痛不仅具有完善的理论体系，而且积累了丰富的治疗经验，给我们今天研究、探讨脾胃病的发病机理、辨证治疗规律提供了重要的参考及借鉴。早在《内经》时代就提出"木郁之发……民病胃脘当心而痛""胃不和则卧不安"的论述。这就说明古代先贤很早就认识了肝木偏旺，克伐脾土，是引发胃病的机理之一，虽有治法多种、方剂多首，但仅有方名而无药物。在治疗方剂上，东汉时期张仲景在《伤寒杂病论》中提出治疗胃脘痛之大建中汤、小建中汤及调和肠胃之半夏泻心汤、柴胡桂枝汤，这些方剂开治疗胃脘痛方剂之先河。把脾胃作专篇专著论述者，当推金元四大家之一、补土派的创始人李东垣，他著有《脾胃论》《内外伤辨惑论》《兰室秘藏》等书，创造性系统地阐述了内伤脾胃病的病因、病机、诊断、治疗，是理法方药齐备的"脾胃学说"，对中医学作出了重大贡献，并对后世产生了深远影响，故后世有"外感法仲景，内伤法东垣"之说；在治疗法则上，提出升阳益气，甘温除热，又以通降为主。因为胃为水谷之海，六腑之一，六腑以通为用，以降为顺，降则和，反则逆，不降则滞，通降为胃的生理特点。这些行之有效且临床实用的治疗大法，至今仍为临床医家所遵循应用。在方剂方面，新创了补中益气汤、调中益气汤、升阳益气汤、升阳散火汤等名方。直到清代，叶天士对脾胃病研究精深，在治法上指出"忌刚用柔"，特别提出养胃阴法，主要是用甘寒润降，清养胃阴，一般多选用玉竹、麦冬、沙参、生扁豆、石斛、粳米；亦指出当重视脾阴不足，常用濡润脾阴法，选药以当归、麻仁、柏子仁为主药。如果从医学发展角度看，东垣著成《脾胃论》，建立了内伤脾胃学说，补前人之不足；叶氏倡导脾胃分治，创立了甘寒养胃法，补充了东垣之不足，发展了脾胃学说，他们共同完善了脾胃病治疗。中华人民共和国成立后，论述脾胃的专著、论文如雨后春笋般涌现，特别是在治疗萎缩性胃炎方面，取得了突破性进展。在治疗方面，张海峰归纳了温、清、攻、补四大治法；江育仁根据"脾不在补，而贵在运"的原则，提出运脾法；张泽生治之多以平补、运补取胜，不因图近功而持峻补，反对一味壅补。

二、通法治胃痛

胃痛又称胃脘痛，是以胃脘部疼痛为主症的病证，为临床多发病、常见病，常伴有嗳气、烧心、吞酸、呕吐等症状。中医治疗胃痛疗效显著，辨治方法变化多端，但立法离不开"通"字。胃为水谷之腑，"六腑者，传化物而不藏"，以通为用，以降为顺；降则和，不通则滞，反升则逆。通降是胃生理特点的集中体现。胃痛无论因于寒热虚实，其共同之处在于胃气失和，气机不利，胃失濡养，这是胃痛的病机关键。故而胃痛治法以通为主。但"通"字非狭义的通里攻下法，而应从广义去理解。胃为传化之腑，只有保持舒畅通降之性，才能完成纳食传导之功；胃失和降，脾亦从而不运。不但气机壅滞，且水液不运而成湿、谷不化而成滞，就会形成气滞、血瘀、湿阻、食积、痰结、火郁等而引起胃痛，此为邪正交结、气机闭塞中焦所致实滞；若脾胃虚弱，传化失司，升降失调，清浊相干，郁滞自从中生，则属虚而夹滞。所以胃脘痛不论寒热虚实，内有郁滞是其共同的特征。因而虽证候有寒热虚实之别，治疗亦有温清补泻之分，但治疗胃痛总以开其郁滞，调其升降为目的，都要着眼于一个"通"字。所谓通，就是调畅气血，疏其壅塞，消其郁滞，并承胃腑下降之性，推陈出新，引导食浊瘀滞下降，给邪以出路。胃腑实者，宜消积导滞，专祛其邪，不可误补；胃气虚者，气机不运，虚中有滞，宜补虚行滞，而又不可壅补。正如高士宗在《医学真传·心腹痛》中所说："但通之之法，各有不同。调气以和血，调血以和气，通也；下逆者，使之上升，中结者，使之旁达，亦通也；虚者助之使通，寒者温之使通，无非通之之法也，若必以下泄为通则妄矣。"正是基于这种认识，治疗胃痛审因论治，处处着眼于通，每每获效。

【医案1】

寇某，女，38岁，工人，1995年7月5日初诊。反复胃痛3年，每年暑季加重，伴腹胀纳呆，胸闷身重，午后腹胀胸闷更甚。查胃镜两次，均提示"慢性萎缩性胃炎伴肠化生"，曾在西安某医院住院月余，病情缓解不明显而要求出院。面色淡黄，舌紫暗，苔黄白相兼而厚腻，脉濡缓。

辨证：暑湿弥漫中上二焦，气机不畅，脾虚血瘀。

治法：芳化畅中、利湿清热，佐以健脾化瘀。

处方：杏仁9g，白豆蔻6g（后下），半夏10g，藿香10g，佩兰10g，厚朴12g，枳壳9g，淡竹叶6g，郁金10g，蒲公英10g。6剂，水煎服。

二诊：患者服药后，胃痛、胸闷、灼热感减轻，知饥思食，但困倦乏力，舌暗苔腻，脉缓无力。上方减竹叶、佩兰，加党参15g，又进6剂。

三诊时诸症消失，舌暗苔薄白，知湿热已除，拟以六君子汤加香附10g，枳壳10g，丹参30g，半枝莲10g，服用月余。3个月后复查胃镜，虽仍为萎缩性胃炎，但未见"肠化生"。随访5年，胃痛暑季未发，病情稳定。

按：本例为湿热中阻，气机不畅，脾虚血瘀之胃痛，治以清热利湿、理气通降，以三仁汤宣畅气机，加藿香、佩兰、蒲公英以助清热利湿，加枳壳、半夏、香附以助理气通降，气机调畅而达湿化热清之目的。湿热清除后再用六君子汤加香附、枳壳、丹参、半枝莲以健脾益气，理气通降。本例治疗以补虚与通降结合，服药月余，不但胃痛得除，胃镜检查也明显好转。

【医案2】

张某，女，48岁，1995年3月17日初诊。主诉：胃痛2年，坠胀疼痛加重1个月。伴纳差、食则脘腹坠胀、形体消瘦，常呕吐反胃、胃有振水音。细究病因，是因其子大学二年级辍学而使其终日郁闷所致。病后曾服疏肝解郁、调和肝脾之中药方，又服西药多种，均鲜效。观患者困倦乏力，面色萎黄，嗜睡，肢凉，体瘦。查舌淡苔白，脉缓无力。钡餐透视提示：①胃内容物潴留；②胃蠕动无力；③胃角切迹于髂嵴连线下5cm。诊断为胃下垂。

辨证：气虚下陷、脾胃虚弱。

治法：温中健脾、升阳举陷。

处方：补中益气汤化裁。黄芪30g，党参15g，当归12g，白术15g，陈皮9g，升麻6g，柴胡6g，香附15g，桂枝9g，香橼皮10g，大腹皮10g，枳实10g，佛手10g。5剂。

服上药5剂后，诸症大减，胃脘坠胀隐痛明显改善，知思食。原方又进2月余，病状若失，体重增加。钡餐透视复查：胃蠕动正常，胃内容物潴留消失，胃角切迹于髂嵴连线下2cm。随访5年未复发。

按：本例为气虚下陷、肝气郁滞、气机不畅之胃痛，脾气亏虚，升举无力，气虚及阳，胃失温养。治以补中益气与疏肝理气通降相结合，补虚通降为治法。补中益气汤益气、升阳、温中，加香附、香橼、佛手、大腹皮、枳实以理气疏肝通降，补虚与理气通降相结合，疗效甚佳。

综上所述，胃痛的基本治则以"通"为用，理气和胃止痛是其大法。但须审证求因，审因论治。邪实者以祛邪为主，正虚者以扶正为先，虚实夹杂者须祛邪与扶正兼顾。坚持"通则不痛"准则，辨证地运用散寒、理气、清热、除湿、消食、化积、养阴、温阳、补气等治法，则是善用"通"法的具体表现，均属广义的通法，可起到"通则不痛"的治疗作用。

三、《中医内科学》胃痛分类

五版《中医内科学》教材将胃脘痛分为七型论治。

1.寒邪客胃：疼痛暴作，方用良附丸。

2.饮食停滞：嗳腐吞酸，方用保和丸。

3.肝气犯胃：胃痛连胁，方用柴胡疏肝散。

4.肝胃郁热：灼热势急，方用化肝煎。

5.阴虚胃痛：隐痛舌燥，方用一贯煎、芍药甘草汤。

6.瘀血停着：刺痛固定，方用丹参饮、失笑散。

7.脾胃虚寒：泛吐清水，方用黄芪建中汤。

四、临床经验

通过30余年的中医临床经验，王焕生深感教材对于胃脘痛证治的分型远远不能满足实际临床上多变的胃痛治疗需求，故结合自己的临床体会，将胃脘痛分为五型六证进行辨证论治。

五型六证：寒型、湿热型、虚型（气虚证，阴虚证，阳虚证）、实型、寒热虚实夹错型。

（一）寒型

寒型胃痛的临床表现：胃痛暴作，温按可暂时缓解，曾受寒或饮冷，口淡不渴，喜热饮食，苔白脉弦紧。

治法：温中散寒止痛。

方剂：正气天香散。香附15g，乌药9g，陈皮9g，干姜6g，紫苏9g。

【医案】

李某，男，48岁。1997年8月11日初诊。患者胃疼数年，加剧1周，伴纳差口淡，恶凉饮食，细究其源，是因10年前在山区水中作业，暴饮之后所致。观舌淡白而润，脉弦滑。

辨证：胃寒疼痛。

治法：温中散寒止痛。

处方：正气天香散。香附15g，台乌9g，陈皮9g，干姜6g，紫苏9g。3剂，清水煎服。

1997年8月15日二诊：患者服药之后胃已不痛，思食，胃寒消失，但觉腹中空虚，舌淡苔白，脉弦，拟香砂六君子合正气天香散5剂。后以补中益气丸调理以善其后，随访知5年间再未发生胃痛。

按：本案胃痛，受寒所致，病因明确，但数十年不愈，是没有抓住虚寒之要害。中医治病，重点在于辨证论治，只要辨证准确，往往收效神速。此方为已故名老中医张笃庆教授所传，方中香附理气止痛为君，台乌配干姜温中散寒为臣，陈皮理气为佐，紫苏和胃止呕为使药，全方偏温，对于虚寒性及年龄偏大者较为适宜。治疗时常合六君子汤。对于温热性胃疼则不相宜。

（二）湿热型

湿热型胃痛的临床表现：胃痛隐隐，常伴热感，胸闷不饥，纳谷不香，甚则不欲饮食，泛酸嘈杂，面色淡黄，舌红苔白腻或黄厚腻，脉濡或数。

治法：清热化湿，健脾和胃。

方剂：三仁汤。杏仁、白豆蔻、薏苡仁、竹叶、厚朴、滑石、木通、半夏。

【医案】

寇某，女，48岁，兴平四零八厂。

1999年6月11日初诊：患者胃痛五载，屡经治疗，时好时坏。五年中曾四次住院治疗。西医诊为萎缩性胃炎伴有肠化生，胃底部糜烂。经人介绍来院就诊。刻下症：胃疼灼热，纳差消瘦，肢体困倦乏力，胸闷腹胀，口中黏腻，时有低热，大便不爽，舌嫩红，苔黄白相兼而腻，脉濡滑数。

辩证：湿热胃痛。

治法：芳香化浊，佐以清热。

处方：三仁汤化裁。杏仁9g，白豆蔻6g（后下），炒薏苡仁20g，厚朴10g，藿香9g，连翘15g，清半夏9g，白术15g，茯苓15g，黄连3g，焦三仙各15g。6剂，水煎服。嘱服药期间忌生冷油腻，少食多餐。

1999年6月18日二诊：患者服药之后，胃痛减轻，胸闷腹胀消失，未再发热，且时时汗出，口中虽腻，但思进食，仍觉困倦乏力，舌淡红苔腻稍减，脉濡。效不更方，守原方意，去竹叶、黄连，增党参15g。6剂，水煎服。

1999年6月23日三诊：患者胃已不痛，精神好转，纳谷增进。仍觉困倦，舌淡红苔白，脉缓无力。根据脉舌知湿热消退，拟健脾和胃为治。

处方：六君子汤加味。党参15g，白术20g，山药10g，扁豆10g，薏苡仁15g，茯苓15g，白及9g，半枝莲15g，白花蛇舌草15g，佛手9g，白豆蔻6g（后下），焦三仙各15g。

1999年7月1日四诊：患者药后诸症尚可，仍以健脾和胃消瘀为法，方用六君子汤加败酱草、半枝莲、白花蛇舌草增减，调理3月余。其间曾以六君子汤合丹参饮加蒲公英、莪术消除肠化生。药治3月余，先后服药百余剂，查胃镜后提示肠化生消失，萎缩基本修复正常。

按：中医治病，重在辨证论治。本案胃痛，西医虽然诊断为萎缩性胃炎伴有肠化生，但根据舌嫩红、苔黄白相兼而腻，脉濡滑数，辨为脾胃湿热，方用三仁汤。待湿化热清且患者能进食之后，再治其本，解决胃的肠化生和萎缩的问题。常用药物有山药、白扁豆、薏苡仁、半枝莲、白花蛇舌草、败酱草、蒲公英。

（三）胃虚型

胃虚型胃痛的证候包括三证，一为气虚证，二为阴虚证，三为阳虚证。分述如下。

1. 气虚证

临床表现：胃痛隐隐，喜温喜按，纳差消瘦，泛吐清水，精神困倦，易于感冒，甚则畏寒怕冷，四肢不温，大便不成形或溏，舌质淡，苔白而润，脉缓无力或软弱。此为脾胃气虚之胃痛，治宜健脾益气温阳，以补中益气汤化裁。

【医案】

张某，女，49岁。1993年3月11日初诊。主诉：胃痛年余，加剧3天。患者曾在宝鸡、岐山治疗年余，胃疼时好时坏，观所用处方，皆保和、逍遥、木香顺气之类，细究病因，源于孩子失学之后生气。问现在病所苦，曰：胃痛隐隐，纳差，不欲饮食，四肢乏力，易于积食，动则感冒，寐差，大便溏薄，观其舌淡苔白，脉濡缓。

辨证：胃痛之脾胃气虚型。

治法：健脾益胃，缓急止痛。

处方：补中益气汤加味。党参15g，白术20g，黄芪30g，当归9g，升麻6g，柴胡6g，陈皮10g，焦三仙各15g，山药12g。3剂。

1993年3月15日二诊：患者服药3剂，胃中舒畅，纳谷增进，寐可，仍有困倦乏力，便溏。脉舌同前。效不更方，原方增加白扁豆15g，薏苡仁15g，香附15g。5剂而愈，后以六君子汤善后。

按：此例胃痛在诊断上并不难，病因明确，然疗效乏力，是因过用疏肝理气之品，疏散太过，脾土更虚，此为辨证之关键。因此，方选补中益气汤，升举阳气，补益脾土。胃痛消失，未治不寐而寐安，体现中医"胃不和则卧不安"之理，故中医治病，应紧扣病机，注重辨证论治与整体观念。

2．阴虚证

临床表现：多为胃痛隐隐，口干咽燥，纳谷渐少，形体消瘦，大便干燥，舌红少苔或无苔，镜面舌或裂纹舌，脉多细数。此为胃阴虚之胃痛，治宜滋养胃阴，以一贯煎合芍甘枳百汤化裁，用药：沙参、麦冬、枸杞子、生地黄、当归、川楝子、生百合、生白芍、枳实、甘草。

【医案1】

郑某，女，37岁，西工大医院。2001年3月11日初诊：患者胃中隐痛3年，因在医院工作，服药3年，其效不显，曾在第四军医大学附属医院做胃镜，提示：萎缩性胃炎伴有肠化生。经人介绍前来诊治。刻下症：胃疼夜间加剧，近年体重下降5kg左右，口淡无味，纳谷不香，食物调味稍重则觉舌涩，口舌干燥，大便干结，月经提前10余日，形体消瘦。舌红无苔，脉细数。

辨证：胃脘痛之阴虚型。

治法：滋养胃阴。

处方：一贯煎合芍甘枳百汤。沙参15g，麦冬10g，当归12g，生地黄9g，川楝子15g，生百合20g，生白芍30g，甘草6g，枳实10g，焦三仙各15g，乌梅10g。6剂，水煎服。

2001年3月17日二诊：患者药后胃痛十去其五，纳增，口干稍减，大便稍干，脉舌同前。根据药后胃中舒畅，反应平和，知药中病所。故守原方加败酱草、白花蛇舌草、蒲公英、半枝莲各15g，以加重清热解毒，冀消除肠化生及萎缩症状，6剂，水煎服。

2001年3月24日三诊：患者药后纳增，胃痛大减。大便2日一行，稍稀，舌脉同前，在原方基础上稍事加减。服药半年时间，胃痛消失。口已不干，纳增，体重增加6kg，舌淡红，苔已恢复少许，脉缓，方拟归芍六君子汤加味继进2个月，诸症愈，嘱做胃镜复查，患者畏其痛苦而未果。

【医案2】

洪某，女，66岁。2010年6月5日初诊。主诉：胃痛半年余，加剧1周。胃中隐痛不适，夜间加剧，口干欲饮冷，口中生疮，舌麻，辣烫不舒，下唇肿胀，纳差，夜寐不安，小便色黄，大便干结，2日1次，舌红少苔而干，脉细数。

辨证：胃阴亏虚。

治法：滋养胃阴。

处方：一贯煎合导赤散加味。

沙参12g，麦冬12g，生地黄12g，枸杞子15g，当归15g，川楝子9g，木通6g，生白芍15g，白茅根14g，连翘12g，乌梅6g，生甘草6g。7剂，水煎服，每日1剂，分2次服下，以观后效。

2010年6月12日二诊：患者胃已不痛，口渴减轻，舌辣、舌麻症状未现，下唇肿退，纳谷增进，夜寐安静，小便正常，大便正常，每日1次，舌红苔薄白，脉细。拟以一贯煎加味，14剂以巩固疗效。

按语：胃痛为临床常见病证，本例患者胃中隐痛，夜间加重，伴有口渴欲饮冷，舌红少苔，为典型的胃阴亏虚证。胃阴亏虚，阴虚则内热，夜间阳入于阴，两阳相合，则胃痛夜甚；胃阴亏虚，津液不能上承于口，则口干欲饮；受纳失司，则纳差；虚热内斥，内扰心神，则夜寐不安；虚热上攻，则口舌生疮、舌麻、舌辣、下唇肿胀；内热充斥，灼伤津液，则小便色黄，大便干结。故治当以滋养胃阴，拟以一贯煎合导赤散加味，使得胃阴得复，虚热得清，标本同治，故一诊而诸症皆除。

3. 阳虚证

临床表现：胃脘冷痛，喜温喜按，得温则减，得寒则剧；舌淡苔白，脉细无力。此为胃阳亏虚型胃痛，治宜温振脾胃，以香砂六君子汤加减，用药：木香、砂仁、陈皮、姜半夏、党参、白术、茯苓、生姜、大枣。

【医案】

郭某，男，52岁。

2010年5月30日初诊：患者罹患肺癌，现已转移至脑，化疗后自觉胃脘部冰凉，胀满不舒，食欲缺乏，神疲乏力，体重锐减，舌体右偏，舌淡苔白厚，脉细无力。

辨证：脾胃阳虚。

治法：温脾暖胃。

处方：香砂六君子汤加味。香附15g，砂仁12g（后下），西洋参12g，炒白术15g，陈皮9g，姜半夏12g，厚朴8g，佛手8g，半枝莲12g，败酱草12g。7剂，水煎服，每日1剂，分2次服下，以观后效。

2010年6月5日二诊：患者胃脘部不觉冰凉感，自觉胃中舒畅，食欲大增，精神好转，体重增加1.5kg，舌淡苔白，脉细有力。以上方加味以巩固疗效。

按语：患者罹患肺癌，经化疗后耗伤元气，使中阳不运，清气不升，脾失健运，故而时感胃胀，盖因中焦气机失畅，胃失和降故也。中阳不足，失于温煦，故而感胃脘部冰凉不舒，叶天士认为"太阴湿土，得阳则运"，故当温脾暖胃，以复其中阳，但虑患者久病伤正，恐附子、理中等品太过温燥，体虚不受补，故处之以香砂六君子汤加味，缓补以复其中阳，而又不滋生虚火，故一诊之后，病情好转，食欲大增，短短1周之内，体重竟然增加了1.5kg，令人甚是欣慰。可见对于现代医学尚未攻克的顽疾，并非只有坐以待毙，只要辨证准确，合理处方，也能取得良好的效果，改善患者的生存质量。

（四）实型

实型胃痛指瘀血停留导致的胃痛。

临床表现：胃中刺痛，夜间加剧，痛处固定不移，痛时拒温拒按，病程一般较长，舌紫暗，或有瘀斑点，脉涩不畅。治宜活血化瘀，理气止痛，以丹参饮加味。此方出自陈修园的《时方歌括》，曰："治心胃诸痛。"重用丹参活血化瘀为君，少佐檀香、砂仁行气宽中止痛。

【医案1】

吴某，男，47岁。胃痛5年，加剧1周。患者胃脘剧痛，呈持续性，尤以夜间加剧，彻夜不寐，热熨不能减轻，按摩更甚，痛如针刺刀割，服复方氢氧化铝片、多潘立酮片、颠茄片、消旋山莨菪碱片后均暂缓后则复，纳差，流质饮食，消瘦，表情痛苦，大便数日未行，舌紫暗、有瘀点，苔薄，脉弦紧代涩。

辨证：瘀血胃痛。

治法：活血化瘀，理气止痛。

处方：丹参饮加减。丹参30g，砂仁6g（后下），檀香6g，香附15g，蒲公英15g，桃仁9g，乳香6g。6剂。

二诊：患者胃已不痛，纳增，寐可，但不能饱食，饱则胃胀，进食生冷及硬食则又出现胃痛，精神转佳，舌仍紫暗、有瘀点，苔薄。

处方：丹参30g，檀香6g，砂仁6g（后下），白术15g，厚朴9g，香附15g，蒲公英10g，赤芍12g，焦三仙各15g。6剂。

三诊：患者胃已不痛，纳谷增进，精神旺盛，每日进食增至400g，舌暗苔薄，脉略涩，要求调方以求巩固，处以归芍六君子汤以善其后。

【医案2】

王某，男，30岁。1993年夏收前，胃疼吐血，如咖啡色，不欲食，方用丹参饮加三七粉5g（打粉），延胡索10g，地榆炭10g。1剂而痛止。二诊以上方加减而愈。

按：临床诊断血瘀胃痛并不困难，要紧扣瘀血之特点，包括肿块、刺痛及固定不移。具体在胃痛辨证时，肿块表现一般不存在，而夜寐胃痛加剧较为突出，方用丹参饮。《时方歌括》曰："治心胃诸痛，服热药而不效者宜之。"说明本处方性稍偏于寒，故尤宜于心胃痛偏瘀偏热者，临床用时常加入蒲公英、香附增强清热理气止痛作用，且蒲公英性味苦甘微寒，既能清热解毒，又可消痈散结，为治疗胃痛常用良药。

（五）寒热虚实夹杂型

临床表现：胃痛痞满，呃逆或呕吐，心下支结，纳谷减少，口苦反酸，伴有大便溏泄，舌红苔白或黄腻，脉弦数。证属寒热错杂，胃气不和，治宜平调寒热、和胃降逆，以半夏泻心汤加减，用药：半夏9g，黄连6g，黄芩9g，干姜6g，党参15g，炙甘草6g，香附15g，蒲公英15g，大枣5枚。

【医案】

魏某，男，32岁，蒲城交警队职工。

1995年6月12日初诊：胃痛5年，加剧1日。西医诊断为胆汁反流性胃炎，萎缩性胃炎。现症：胃脘胀痛，心下痞满，口苦反酸，呃逆，胃部有灼热感，进食前痛剧，进食后稍减，恶凉饮食，困倦乏力，形体消瘦，精神差，每日进食250g左右。每夜均痛一二次，故夜不得安卧，大便溏薄，舌质红苔黄，脉弦。

辨证：寒热虚实夹杂，气机阻滞。

治法：健脾和中，平调寒热，和胃降逆，开结除痞。

处方：半夏泻心汤加减。半夏10g，黄连9g，黄芩10g，蒲公英15g，干姜6g，党参15g，白术15g，厚朴9g，枳壳9g，茯苓15g，姜枣为引。5剂，水煎服。

1995年6月20日二诊：患者诸症大减，胃已不胀，痞满消失，纳谷增进，大便成形，灼热若失，但困倦乏力，恶凉饮食，舌尖红苔薄黄，脉弦缓，上药减黄连为6g，增干姜为9g，加黄芪30g，瓦楞子15g，香附15g，继进5剂。

1995年7月2日三诊：患者诸症痊愈，要求调方以巩固疗效，舌淡红苔薄白，脉缓，拟柴芍六君子汤以善其后。

按：在同一患者之临床症状中，同时出现寒——恶凉饮食；热——口苦反酸，胃部有灼热感；虚——困倦乏力，形体消瘦，精神差；实——胃脘胀满而痛，舌红苔黄，脉弦。据证分析，证属寒热虚实夹杂之胃脘痛，治当平调寒热、和胃降逆，方用半夏泻心汤加减。由于辨证准确，选方精当，故取效甚速。

脾胃疑难病

胃黏膜脱垂

高某，女，51岁，西安利君制药厂职工。

2009年6月23日初诊：患者胃痛年余，进食生冷硬食则痛甚，饥饿后进食则痛剧，遇事紧张之时痛增。纳谷不香，形体消瘦，体重急剧下降，困倦乏力，寐差，大便正常。西安医学院附属医院胃镜诊断结论为：一、胃黏膜脱垂；二、慢性红斑渗出性胃炎伴中度糜烂。查其舌淡苔白，诊其脉细略数。

辨证：胃脘痛之中气下陷，肝气不疏。

治法：升阳益气，健脾疏肝，和胃止痛。

处方：生黄芪30g，党参20g，炒白术20g，茯神30g，当归15g，升麻6g，柴胡9g，枳壳9g，延胡索12g，蒲公英15g，白及15g，焦三仙各15g，陈皮12g，甘草6g。7剂，水煎服。

2009年6月30日二诊：患者服上药7剂之后，胃痛大减，有饥饿感，但口苦，胃及少腹胀满，偶有腰痛，夜寐较前为安，大便偏干，舌淡苔白，脉细。效不更方，仍拟补中益气汤合柴平汤加味治疗。

处方：党参20g，生黄芪30g，生白术20g，柴胡10g，黄芩炭12g，姜半夏12g，白及15g，枳壳9g，厚朴10g，佛手10g，陈皮9g，升麻6g，当归15g，蒲公英15g，焦三仙各15g，甘草6g。7剂，水煎服。

2009年7月6日三诊：患者服药之后胃痛1次，纳谷增进，腹胀减轻，口已不苦，寐安，大便正常。情绪易于激动。舌淡苔白，脉细。据此调方为补中益气汤合逍遥散化裁。

处方：党参20g，生黄芪30g，柴胡10g，升麻6g，当归15g，炒白芍15g，茯苓15g，白及15g，蒲公英15g，陈皮10g，炒白术15g，枳壳9g，甘草6g，焦三仙各12g。7剂，水煎服。

2009年7月13日四诊：患者服药之后诸症平和，胃再未作痛，纳谷增进，但饥饿时胃中不舒，进食之后则缓解。脉舌同前。调方如下：

党参20g，炒白术20g，茯苓15g，升麻6g，柴胡9g，当归15g，炒白芍15g，丹参30g，瓦楞子15g（先煎），香附15g，蒲公英15g，甘草6g，枳壳9g，焦三仙各15g。7剂，水煎服。

2009年7月20日五诊：患者服药后胃痛痊愈，纳谷继增，饥饿时已无不舒，夜寐安，大便正常。处方如下：

党参20g，生黄芪30g，白及15g，炒白术20g，升麻6g，当归15g，蒲公英15g，陈皮10g，炒白芍15g，枳壳9g，丹参30g，瓦楞子15g（先煎），甘草6g，焦三仙各15g。7剂，水煎服。

2009年7月27日六诊：患者服药后诸症改善，纳谷增进，寐安，体重增加，大便正常。继以上方服用之。

前后坚持服药治疗半年余，基本以补中益气汤合平胃六君子汤加减变化，常加入蒲公英、白及之属。患者胃痛痊愈，纳谷增进，体重增加5kg。寐安，大便正常而告愈。嘱做胃镜复查，患者因畏其痛苦而不愿前往。

按：胃黏膜脱垂症，临床并不多见，中医亦无此病名，应归在胃脘痛之中。本病病因多为暴饮暴食，饮食不节。治疗上应在辨证论治的前提下，常用补中益气汤升阳举陷，加入白及能促使胃黏膜修复，加蒲公英以清热解毒，使红斑渗出性胃炎伴糜烂能够迅速缓解。本案辨证明确，选药精当而不繁杂，故取效甚捷。

胃吻合口炎症

李某，男，48岁，西北农林科技大学教工。

患者曾于20年前因胃出血行胃大部切除术。现胃脘痛半年，加剧1月，曾二度住院治疗。西医诊断为胃手术吻合口处炎症，即行抗菌消炎治疗，但其效甚微，胃痛不减，反增泻利，形体消瘦，不耐劳作。西医认为此乃抗菌消炎药物导致菌群失调而胃肠功能紊乱，曾服奥美拉唑、雷尼替丁、果胶铋、胃康灵鲜效，故转中医治疗。

2005年10月26日初诊。主诉：胃脘疼痛年余，加剧1个月，纳谷欠佳，稍微多食则胃痛加剧，伴有精神疲惫，倦怠乏力，食少懒言，腹中冷痛，夜寐不安，心情烦躁，大便溏薄，每日3～5次，稍进油腻之物或生冷瓜果则泄泻加剧。观其面色萎黄而身体羸瘦，舌红苔黄腻，脉象沉细，重按无力。据患者脾胃素虚，饮食量少，恶食生冷油腻，证应为虚寒，但舌红苔黄腻纯属胃中有热之象。

辨证：脾胃虚寒，失其健运，寒热错杂。

治法：健脾固中，温运脾土，平调寒热，厚肠止泻。

处方：半夏泻心汤加减。半夏12g，干姜、人参各9g，姜黄连8g，炒黄芩、厚朴各10g，炒白术、炒山药、炒薏苡仁各15g，蒲公英、败酱草各12g，乌梅9g。水煎服。

嘱其服药期间忌食生冷油腻及刺激性饮食，饮食清淡，少食多餐。避免感受风寒及过度劳作。

2005年11月12日二诊：患者服上药之后，胃痛十去其五，精神好转，纳谷增进，睡眠安静，大便每日2次，先成形而后溏，舌淡红苔薄黄，脉仍沉细。药已中病，效不更方，守原方意，上方减为黄连3g，黄芩8g，增乌梅为12g，加黄芪20g，继进7剂。

2005年11月19日三诊：患者胃痛已愈，饮食增进，精神旺盛，大便每日1行，且已成形，继以六君子汤合补中益气汤调理善其后。追访至今，身体健康，体重增加3kg余。

按：此例胃痛为西医之胃切除术后20年而吻合口发炎所致。且使用西药抗生素消炎后出现菌群失调之泄泻，使治疗甚为棘手，但经中医辨证治疗之后，很快病情得以痊愈。先贤王正宇教授曾云："凡临证所遇泻利之证，用热药不效，用凉药泻甚者，宜寒热并用而获效。"半夏泻心汤作用平和，寒热并用，补虚泄实，使脾胃和调，邪去正复。方中半夏、干姜辛开散寒以助脾运，黄连、黄芩苦寒泄降、泄热清胃，人参、甘草甘温益气，补益脾胃以治中寒之虚，加蒲公英、败酱草协同芩、连以增强清热解毒之功。本案辨证正确，用药精当，故获效甚捷。

胆汁反流性食管炎并奔豚气

刘某，男，58岁，临潼军人疗养院荣誉军人。

患者自觉食管灼热感半年有余，服多潘立酮片、雷尼替丁、抑胃霉素、葵花胃康灵、三九胃泰等药物无明显疗效，遂请中医治疗。

2006年3月4日初诊。主诉：胃痛半年，加剧半月。患者口干咽燥，自觉食管阵发性灼热，伴有气从少腹上冲咽部，顿觉咽部及食管有阻塞感，片刻逆气平息，呼吸始觉舒畅。纳谷减少，口苦反酸，精神萎靡，心情烦躁，夜寐不安，二便正常。舌嫩红苔黑（染色），脉沉细。

辨证：胃脘痛并奔豚气，脾胃不和，气逆冲上。

治法：健脾和胃，降逆平冲。

处方：半夏泻心汤加减。半夏、党参、炒白芍各15g，黄连、炒黄芩、干姜各6g，海螵蛸（先煎）、厚朴、紫苏子各10g，柴胡12g，椿根皮15g。7剂，水煎服。

2006年3月11日二诊：患者服完上方后，气从少腹上冲胸咽之感消失，反酸口苦也消失。食管灼热感大减，心情愉快，精神尚可，纳谷增进，舌淡红苔微黄腻，脉象左沉右细。上方减椿根皮为9g，加黄芪30g。7剂，水煎服。

2006年3月18日三诊：患者服上方之后诸症痊愈，要求调方以求巩固疗效。舌淡白，脉细，拟柴芍六君子汤以善其后而告愈。

按：反流性食管炎，中医无此病名。但根据上逆食管且有灼热感的症状，中医以胃气上逆论治，临床每获良效。奔豚气属中医病名，临床比较少见，以女性居多。此为一种发作性疾病，发病时自觉有气从少腹上冲心胸及咽喉，有如小猪向上拱冲之状，故名"奔豚"。心居上焦属阳，主君火，肾居下焦属阴，主寒水。正常情况下，心肾相交，水火既济，以维持人体上下阴阳平衡。若心阳亏虚则无以温肾之寒水，阴乘阳位，故发为奔豚。椿根皮别名椿白皮，性寒味苦涩，归肝及大肠经，曾用单味椿根皮煎汤治疗一妪奔豚病，疗效甚佳。据此分析椿根皮尚有平冲降逆之能，此说是否妥当有待同仁进一步实践验证。

萎缩性胃炎

周某，男，36岁，岐山县祝家庄乡西庄村人。

患者胃脘痛伴有纳差6年余，胃镜提示为萎缩性胃炎，曾服多潘立酮片、香砂养胃丸、保和丸、疏肝健胃丸、干酵母等均无明显效果，经人介绍前来就诊。

2003年3月10日初诊。主诉：胃脘痛6年，伴有纳差，呃逆，胸部疼痛，心中烦闷，心悸健忘，夜寐不安，多虑善恐，胆怯怕事。患者因常怀疑自己得了胃癌而情绪消沉。查舌暗有瘀斑点，苔白腻，脉沉涩不畅。

辨证：瘀血阻滞，脉络不通之胃脘痛。

治法：活血化瘀，行气止痛。

处方：血府逐瘀汤化裁。柴胡9g，桃仁6g，红花6g，当归10g，枳壳12g，桔梗10g，炒白术15g，香附15g，佛手9g，延胡索9g，川芎6g，焦三仙各15g。5剂，水煎服。

2003年3月17日二诊：患者服上药后胃痛缓解，纳谷增进，胸痛已愈，但仍有呃逆，腹胀，健忘不寐，多疑。舌暗苔腻，脉象沉涩不畅。药已中病，瘀血大消，痰湿犹存。调方如下：

桃仁6g，红花6g，赤芍、白芍各10g，川芎6g，柴胡10g，桔梗9g，枳壳10g，丹参30g，姜半夏12g，厚朴10g，藿香10g，建曲15g，首乌藤30g。7剂，水煎服。

2003年3月27日三诊：患者胃痛已愈，纳谷增进，胃气通畅，呃逆亦止。唯夜间睡眠欠佳，多疑怕事。舌淡红苔薄白，脉缓，知瘀血已去，湿浊化矣，以十味温胆汤调理而告愈。

按：血府逐瘀汤是王清任所创诸方中应用最为广泛的一首。方中应用桃仁、红花、赤芍、川芎活血祛瘀，配生地黄、当归活血养血，使瘀血去而不伤血；柴胡、枳壳疏肝理气，使气行血行；牛膝破瘀通经、引瘀血下行；桔梗载药上行，使药力发挥于血府（胸中）；甘草缓急，通百脉以和诸药。本方具有活血祛瘀、行气止痛之功。但临床应用时必须以瘀血为辨证要点，即瘀血特有之症状体征，如胸痛处固定不移，多呈刺痛，夜间尤甚，肤色晦暗，口唇色紫，舌质紫暗或有瘀斑点，脉沉涩或弦紧。在病史方面有出血、跌打损伤等；病程长，持久不愈。总之，症状虽多，然尤以舌脉为重点。本案辨证正确，选药精当，药证合拍，故取效显著。

食谷眩晕

王某，女，48岁，礼泉县供销社干部。

1991年7月31日初诊，由人搀扶而至。主诉：吃午饭则头晕眼花、站立不稳而晕倒，反复发作43天。患者自述43天前无明显诱因出现中午12时左右吃午饭时头晕眼花、视物不清，感自身和周围家具均在晃动，伴有胃脘、胁肋部疼痛，站立不稳，扶至床边时，当即晕倒在床，心中清楚，不敢睁眼。恶心，呕吐全部食物。耳鸣，面色苍白，全身出汗。如睁眼则上述症状明显加剧。闭目侧卧约2小时后诸症自行缓解。缓解后仅感腰背酸痛，余无任何不适感。吃早餐、晚饭均无眩晕表现。详询患者，既往有"萎缩性胃炎"病史6年，平素纳食明显减少，每日只进两餐，早饭多不吃，午饭与晚饭每顿约食50g。进食稍凉、稍硬，或多吃几口则恶心欲吐，脘腹饱胀。身体消瘦，长期睡眠不好，困倦乏力，口苦而干。大便数日一行，有时7～10天排便一次，粪质时干时溏。次日又至食中午饭时间，患者鉴于昨日眩晕发作，不敢吃饭，经家人鼓励，便端碗吃饭，刚吃进去不多，又出现头晕、耳鸣、眼花、感天旋地转、周围景物旋转如飞并恶心等症，吐完食物，又吐黏液，闭目静卧于床3小时许再次自行缓解，诸症消失。第3日午饭未食用完，上症又现，呕吐剧烈，站立不稳。急于某职工医院就诊，当时神志清楚，对答流利。查神经系统：颈软，生理反射正常，病理反射未引出，呕吐非喷射性；查血压、心电图均正常。化验血、尿常规无异常改变。为观察病情而住院。住院后又按眩晕原因待诊而请耳科、眼科会诊，又拍颈椎X片、行头颅CT等，以上各项检查均无病理改变。此后，天天中午午饭时间仍如此发作，无论进食何种膳食均会发生眩晕，不吃则不发病，仅头晕、头沉重不清爽。住院月余，诊断不明，行中西医结合治疗。中医辨证气血亏虚，用归脾汤；又辨为痰浊中阻，用半夏白术天麻汤等；又治以补益肝肾，均未获效，患者要求出院。出院后每到吃中午饭当中或午饭吃完片刻仍如前发作，反反复复达43天。无奈之下经人举荐前来诊治。追述其平素极易患积食和感冒，且每次感冒症状较多，持续1～2个月，很难痊愈。观其面色淡白而虚浮，唇舌淡紫，精神萎靡，神情沮丧，查六脉沉细不起，舌苔薄白而腻。

辨证：肝脾失调，食阻中焦，升降失常。

治法：益气扶脾，调理肝肾。

处方：王氏防眩晕汤合小柴胡汤加厚朴。党参9g，川芎9g，山茱萸9g，姜半夏9g，天麻9g，当归9g，白术10g，熟地黄10g，白芍10g，黄芪10g，柴胡9g，黄芩9g，厚朴10g，陈皮10g。2剂，嘱每日1剂，水煎服，分2次服下。并告诫患者解除心理恐惧，树立愈病信心，以观其效。

1991年8月2日二诊：患者由家人陪同前来。自述服完上药2剂后，吃午饭中天旋地转、剧烈呕吐、晕倒等症再未出现。第1剂药服完后，仅在午饭时有头晕眼花欲倒之感，且很快消失，过1小时许感觉一切正常。第2剂药服完上症十去其九，患者微感不适，精神明显好转，纳食增加，每餐进食超100g。胃脘及胁肋隐痛仍存在，口苦口干，舌淡苔薄白，脉沉细无力。效不更方，继用王氏防眩晕汤合小柴胡汤，减去厚朴。6剂，每日1剂，水煎，早晚各服1次。

1991年8月10日三诊：患者自述服上药后，食午饭则眩晕感完全消失，夜寐安详，口干口苦，耳鸣，纳差顿失。吃饭香甜，每餐进食150～200g，未见积食。大便每日1次，食油腻则便溏，有时1日2～3次，精神心理较佳。患者可一人坐长途车前来复诊。

现症：胃脘、胁肋部时感胀满不适，近3日鼻塞，头项沉重，全身酸困，如以前的感冒表现。舌淡略胖，苔薄白略腻，脉细而弦。诊断为肝脾不调，拟以柴平汤加黄芪15g，郁金10g，延胡索10g，生山楂15g，防风6g，藿香6g，香附10g。嘱再服6剂。

1991年9月1日四诊：上述不适感全部消失。患者面色红润，舌淡红苔薄白，脉缓和有力。要求再治以巩固疗效。用香砂六君子汤加蒲公英15g，焦三仙各15g，赤白芍各15g，嘱服6剂。再改补中益气汤加焦三仙各15g，共12剂，制为丸药。经善后治疗，患者食量增至每日进食超0.5kg，精神振奋，大便成形，3日1次。体重增加5kg。于10月3日恢复上班。随访6年，眩晕未复发，身体健康。

按：本例食午饭则眩晕案，每次发作均在中午12时后刚吃完午饭或吃完午饭后，且每次均应时而发。虽古亦有食谷眩晕之案，但如此例吃午饭即眩晕者乃为临床罕见。苦思其机理，忆前贤明断：脾胃气虚，谷气下流，阴火上冲。此属吃午饭后食阻中焦，气机升降失常，清气不升，浊气不降，清浊不分，闭塞清窍，使脑之清窍阴阳之气逆乱而突发眩晕。又因中午12时，"日中阳气隆"，此时正是阴阳之气交接之际，中午过后则阴气渐盛，阳气渐敛，上气不足，中气又虚，进食之顷，食阻中焦，升降枢机不利，运化失常。清浊不归其位，浊气充塞，则脑转耳鸣，胫酸冒眩作

矣。气机不畅，土壅木郁则胃脘痛，胁肋胀痛，隐痛不休；胃肠
壅滞，肝胃不和则见不寐、纳呆、口苦口干、便秘、便溏、神疲
等。综观病变，是肝胃不和，气血虚弱，清窍、心神失养之证。
方用小柴胡汤调肝理脾，使木疏而土旺；合王氏防眩晕汤滋肾平
肝，和胃降逆，从本图治。后用六君子汤、补中益气汤为丸辅助
后天，使阴阳气血滋生调和，气机升降有序，清浊各归其位，清
窍得以奉养而诸症皆除。

午饭后脚起水疱

朱某，女，45岁，陕西省长安县纪杨乡小古城村三组，农民。

1996年6月2日初诊。主诉：食午饭后双脚起水疱2年余。患者
自述2年前不明原因在吃中午饭后半小时许，双脚部感瘙痒难忍，
用手抓挠，立即起大小不等且密布的透亮水疱，内含浆液，抓破后
流出。到晚上水疱逐渐塌瘪并自行消失。此后，每日吃午饭后如
此发作，不论吃什么饮食均发生同样水疱，如不吃午饭则不发生。
历时2年零35天。求医足迹遍及西安各大小医院。曾先后在西安
查过敏原、免疫抗体等，报告均正常。曾用过抗组胺药、钙制剂、
皮质激素，中药祛风止痒、清利湿热毒邪等治疗均未显效。住院
6次，花费2万余元，始终未明确病因和诊断。王焕生先生详询病
史，遍观前面所用药物，掌握了患者整个病程中仅表现为午饭后双
脚瘙痒，水疱密集，早、晚饭及不吃中午饭时均无上症，至晚上自
行消退。了解到患者本人及其家人对常人所食之瓜、果、菜、奶、
蛋、鱼虾、腥荤膻味、各类调味品均无过敏史；对四季气候变化
也能顺应；世居当地，生活条件稳定；平素健康，无特别嗜好，否
认传染病及其他疾病；月经、婚育正常。2年来被此不明原因的
疾病所累，四处求医，身心疲惫。现血压90/60mmHg，消瘦，纳

差，神疲，头晕，双目无神，语声低微，舌淡胖，明显齿痕，苔白滑，脉濡缓无力。四诊合参，诊断为午饭后双脚起水疱病。

辨证：脾虚湿盛，湿浊下注。

治法：益气升阳，健脾利湿，佐以燥脾、活血、止痒之药。

处方：川萆薢20g，生薏苡仁、熟薏苡仁各30g，云苓20g，泽泻10g，黄柏6g，牡丹皮9g，黄芪30g，升麻6g，白通草6g。6剂，每日1剂，水煎，早晚分服。并配方外洗：花椒6g，苦参30g，生艾叶30g。该方能燥湿止痒，温经祛风。嘱患者家属将每日中药内服药渣加入外洗方中同煮20分钟左右，稍温，将双脚浸入外洗药液中，浸泡1小时以上，每日使用2次，下周复诊。

1996年6月9日复诊：患者携其夫同来告谢，服上药6剂，加上外洗治疗，药到病除。2年多病苦荡然无存，追访3年未再复发。

按：本例食午饭后半小时左右双脚瘙痒起水疱案，古今医案鲜有记载。实乃临床奇证。通过诊治，思考其理，病变脏腑主要在脾肺两脏。脾主肌肉四肢，肺主皮毛腠理。脾肺气虚，中气不健，水反为湿，谷反为滞，清浊相混，下注双脚，阻滞经络，皮毛腠理宣通不利，郁滞而生水疱。湿邪阻滞，气血不畅，肌腠间生风毒、湿毒，使双脚先瘙痒难忍，继则水疱丛生。古人云："治风先治血，血行风自灭。"李东垣在《脾胃论》中明确指出：由脾胃气虚，谷气下流，而使脾之所主发生病变。又忆王正宇教授曾言：临证凡见水疱之症，多为湿气偏盛。受历代先辈启发，在治疗上大胆使用益气升清，健脾燥湿之剂，使湿去络通则瘙痒、水疱自愈。药中病所，效如桴鼓。

胃扭转痢疾

史某，男，63岁，咸阳礼泉县人。

1996年10月29日初诊：患者自述腹痛，里急后重，大便脓血每日数次已6天。胃脘胀痛，反酸，恶心，便闭不矢气，不进饮食3日。开始就诊于某医院查大便常规：脓球（++），红细胞（++），白细胞（++）。诊断为痢疾。给西药多种（药名未详），治疗4天，腹痛减轻，脓血便消失。近3天来胃脘明显胀痛，上腹近心窝部如水膨胀感，恶心欲吐，反酸，间歇性上腹不适。大便3日未行，亦无矢气，不能进固体饮食，食后有剧烈呕吐，恶心嗳气，因为胀痛加重，就诊于某医院，怀疑痢疾后又患肠梗阻，经人介绍，来我处就诊。因患者拒绝胸、腹透视，急于服药治疗，故未做任何检查。查患者病苦面容，连声呻吟，精神极差，上腹膨胀，明显叩击鼓音，腹软，病侧反跳痛，舌红，苔黄厚腻，脉弦滑略数。

诊断：便秘。

辨证：湿热阻滞，腑气不通。

治法：清热化湿，理气和胃，通腑降逆。

处方：芍药汤合甘露消毒丹加减化裁。白芍15g，槟榔10g，大黄10g，木香10g，黄连5g，当归15g，肉桂3g，厚朴10g，云苓15g，枳实10g，白头翁10g，焦山楂15g，藿香10g，青皮10g，滑石15g（先煎）。1剂，水煎服，以观其效。

1996年10月30日二诊：药汁少量多次频频服下，1剂服完，当晚12时患者有矢气，大便通，胃脘胀痛稍减。恶心呕吐停止，要求进食。余予以上方加红藤10g，减去滑石。又进1剂。临床怀疑胃扭转，去陕西中医学院附属医院做胃肠钡餐检查，进一步确诊。

1996年10月31日胃肠钡餐报告提示：轴性胃扭转。现症状为胃腹胀满，疼痛，以胀为主，但能进流质饮食。精神尚能支撑，舌淡红，苔白腻，脉弦滑。

诊断：胃脘痛。

辨证：脾胃气滞，气血不畅。

治法：健脾和胃，调气引血。

处方：芍药汤合平胃散加减。白芍30g，枳实10g，厚朴10g，青皮10g，陈皮10g，焦山楂15g，党参15g，白术10g，云苓15g，当归15g，槟榔10g，黄连5g，木香10g。5剂，水煎服。

1996年11月7日，服完5剂后，患者胃痛胀满消失，固体食物也能消化，纳谷正常，精神转佳，上消化道钡餐复查提示：胃扭转消失，功能已恢复正常。

按：胃扭转隶属胃脘痛。该病在临床极为少见，且本案患者体质素弱，痢疾、便闭、胃扭转并见，病情错综复杂，诊断检查亦不及时，给诊断治疗造成不利。其发生应责之于脾胃功能低下紊乱，治疗痢疾用药杂乱；复因气滞湿阻、劳累等因素进一步损伤脾胃，导致气郁升降失常，出现腑气不通、胃失和降的连锁反应。故治疗的关键在于保证腑气通畅，脾胃升降有序，兼顾原发病痢疾，在治疗上应标本兼治，用药物治痢疾以清肠利湿，调气行血止痢；用平胃散行气和胃，调理气机升降，故服后患者腑气通畅。痢疾、便闭、胃脘痛三病告愈。

胃出血

温某，男，50岁，陕西咸阳人。

2009年12月12日初诊：剧烈胃痛1周余。患者12月8日于陕西中医学院附属医院做胃镜，报告提示：慢性浅表性胃炎伴有出血点、反流性食管炎、幽门口炎。由于病情急重，初诊医师建议其住院治疗，因患者不愿住院，故来我处求诊。刻诊：胃胀痛剧烈，难以直腰，按之剧痛难忍，伴胃中灼热，纳差食少，时有作酸，困倦乏力，神疲欲寐，大便不成形，呈柏油色，便后有下坠感，舌红苔黄，脉缓。

诊断：胃脘痛。

辨证：寒热错杂证。

治法：辛开苦降，平调寒热。

处方：半夏泻心汤加减。姜半夏15g，姜黄连7g，干姜6g，延胡索12g，蒲公英15g，败酱草15g，三七7g（打粉），炒白术20g，党参20g，厚朴10g，炒白芍20g，建曲15g，炒麦芽15g，炒谷芽15g，海螵蛸15g（先煎），茯苓15g。5剂，每日1剂，分2次服下，以观后效。

2009年12月17日二诊：患者服上方后胃痛大减，胃中灼热未现，纳谷增进，有饥饿感，但多食则胀满不舒，困倦乏力，神疲多寐仍现，口中泛酸，不清爽，大便尚可成形，便后下坠感减轻，舌淡苔黄，脉缓。拟以上方加减。

处方：姜半夏15g，姜黄连7g，干姜6g，延胡索12g，蒲公英15g，败酱草15g，三七7g（打粉），苍术10g，藿香10g，炒白术20g，党参20g，厚朴10g，炒白芍20g，建曲15g，炒麦芽15g，炒谷芽15g，海螵蛸15g（先煎），茯苓15g。7剂，每日1剂，分2次服下。

2009年12月26日三诊：患者胃已不胀，纳谷正常，大便成形，每日1次，稍有下坠感，舌淡红苔薄白，脉缓。拟以香砂六君子汤以善其后。

处方：木香10g，砂仁10g（后下），陈皮10g，姜半夏15g，党参20g，炒白术20g，黄精10g，槟榔10g，黄芪30g，茯苓15g。

按语：患者由亲属陪同而至，面容痛苦，抱腹弯腰，难以直立，呻吟不止，急处以速效之方，以缓其病势，止其痛苦。而本案三病相错，病势急重，病情复杂，给诊治带来很大不便，但细审其症状，既有舌红苔黄之热象，又有大便不成形之中阳不足、虚寒之征，即知为虚实并见、寒热错杂之证，寒热错杂于中，脾胃不和，气机升降失调，"不通则痛"，则胀满疼痛。大便呈柏油色，是为远血，为热斥脉络，迫血妄行，血不循经，而溢于脉外。寒热错杂于中，脾失健运，则纳差食少，气血生化乏源，更有出血而耗气伤血，使得神明失养而倦怠嗜卧。治宜补其不足，调其寒热，开其结滞，复其升降。故处以半夏泻心汤加味以平调寒热，散结除痞，寒热并用以调阴阳，辛开苦降以畅气机，补泻同施以顾虚实，标本同治以疗病苦。对于本例没有一叶障目，盲目治标，而是拨其迷雾，透过表象，抓其本质，沉着应对，标本同治，故能立竿见影，三诊而诸症皆匿，除患者之疾苦。可见只要辨证施治，处置得当，每能使重症减轻，轻症向愈。

泄　泻

脾肾阳虚泄泻

本型属于中医之泄泻范畴之内，相当于西医之结肠炎。此型泄泻多患病时间较长，年龄多为成年人，正如《景岳全书·泄泻》云："肾为胃之关，开窍于二阴，所以二便之开，皆肾脏所主，今肾中阳气不足，则命门火衰，阴气极盛之时，则令人洞泄不止也。"此病俗称"鸡鸣泄""五更泄"，是一种临床常见病。

临床表现：黎明即泻，腹部作痛，肠鸣腹胀，泻后则安。平时畏寒怕冷，舌淡苔白，脉沉细。

治法：温肾健脾，固肠止泻。

处方：乌梅丸、补中益气汤、四神丸、参苓白术散。

在临床中体会到，结肠炎可分为2种，一种是便溏型，即表现为大便溏泻，每日除黎明泄外，全天中仍有数次大便；另一种为便秘型，表现为大便干结，有白色黏液，大便每日1行，甚则数日1次。

【医案】

张某，女，67岁，西安庆安公司。

1999年8月2日初诊。患者大便溏泄10余年，每日黎明即泄，腹胀肠鸣，腹痛，大便溏，黎明则泄，泄后则安，早饭之后又泄一次，伴有困倦乏力，纳差胃胀，畏寒怕冷，形体消瘦，舌淡红苔白，脉沉迟无力。

辨证：脾肾阳虚泄。

治法：健脾益气，温肾固涩。

处方：四神丸合补中益气汤。黄芪30g，党参15g，白术20g，山药15g，木香6g，当归9g，升麻3g，肉桂5g，补骨脂12g，吴茱萸3g，肉豆蔻10g，五味子9g，焦三仙各15g。6剂，水煎服。

1999年8月9日二诊：患者药后纳谷增进，精神好转，仍有溏泄，但便可成形，偏软，便前腹痛减轻，腹胀。脉舌同前，仍以上方增减，6剂。同时服用乌梅丸，每日1次，每次15粒。

1999年8月15日三诊：患者服药期间由于饮食不慎，加之感冒，诸症反复，现又腹痛肠鸣，便溏，纳差，腹胀，左少腹痛明显，舌淡红苔薄黄，脉沉，拟平调寒热、健脾止泻为法，方用乌梅丸加减。

处方：乌梅15g，党参15g，白术9g，木香9g，干姜6g，肉桂6g，附片5g（先煎），细辛3g（先煎），黄芪24g，焦三仙各15g，米壳3g，延胡索10g。6剂，开水煎服。

1999年8月22日四诊：患者药后诸症尚可，仍以上方加减调理半年，后以香砂六君子调理善后而告愈。

按：此例患者属脾肾阳虚泄，相当于西医结肠炎，即便溏型结肠炎，患者虽有肾阳虚，但脾虚占主导地位，故用补中益气汤合四神丸，加入肉桂以温命门火，药专力效，后由于饮食不慎加之感冒，诸症辄复，后以平调寒热，方用乌梅丸加味，略加收涩，调理半年，终以香砂六君子调理而愈。

"饮食自倍，肠胃乃伤"，此类患者，在服药期间，一定要慎饮食，忌食生冷油腻，加强饮食调理，使肠胃逐渐恢复，"三分治，七分养"为此病治疗关键之所在。

脾虚泄泻

【医案】

段某，男，20岁，乾县人。

2009年11月9日初诊：患者自述年前前往广东打工，打工期间因饮食不慎而致泻利不止，影响正常工作，不得已返回本地治疗。主诉：餐后如厕，大便每日2～3次2月余。其面色萎黄，困倦乏力，吃凉物或饱食后胃脘部胀疼，纳差，寐可，舌红苔白，脉缓无力。

诊断：泄泻。

辨证：湿浊困脾，脾失健运。

治法：健脾益气，渗湿止泻。

处方：参苓白术散加减。党参20g，炒白术20g，茯苓15g，白扁豆15g，炒山药15g，陈皮10g，莲子肉15g，肉豆蔻15g，砂仁10g（后下），炒薏米30g，诃子15g，木香10g，延胡索12g，香附15g，姜黄连3g，厚朴10g，焦三仙各15g。嘱每日1剂，分2次服下，共7剂，以观后效。

2009年11月15日二诊：患者餐后如厕仍现，纳谷增进，食凉物后或饱食后胃脘部胀疼偶见，面色较前改善，困倦乏力减轻，自觉口干，寐安，舌红苔白，脉缓无力。仍以健脾益气、助运止泻为治。参苓白术散加减。

处方：党参20g，炒白术20g，茯苓15g，白扁豆15g，炒山药15g，陈皮10g，莲子肉15g，肉豆蔻15g，砂仁10g（后下），黄芪30g，炒薏苡仁30g，黄精10g，木香10g，香附15g，姜黄连3g，厚朴10g，乌梅10g，甘草10g。嘱每日1剂，分2次温服，共7剂。

2009年11月23日三诊：患者餐后如厕痊愈，但黎明或晨起如厕，大便成形，每日1次，寐安。舌淡苔薄白，脉缓。此为湿浊困脾，脾失健运，兼肾阳不足。治宜健脾渗湿、温肾止泻。拟以参苓白术散合四神丸加减。

处方：党参20g，炒白术20g，茯苓15g，白扁豆15g，炒山药15g，陈皮10g，莲子肉15g，肉豆蔻15g，砂仁10g（后下），炒薏苡仁30g，黄芪30g，木香10g，厚朴10g，诃子10g，吴茱萸6g，补骨脂15g，五味子10g。嘱每日1剂，分2次服下，7剂。

2009年11月30日四诊：患者黎明或晨起如厕痊愈。纳谷正常，寐安，排便乏力，舌淡红苔薄白，脉缓。仍以参苓白术散加减健脾渗湿。

处方：党参20g，炒白术20g，茯苓15g，白扁豆15g，炒山药15g，陈皮10g，莲子肉15g，肉豆蔻15g，砂仁10g（后下），炒薏苡仁30g，黄芪30g，木香10g，诃子10g。嘱每日1剂，分2次服下，7剂。

2009年12月7日五诊：患者大便正常，面色红润，纳谷香甜，寐安，自觉精力充沛，舌红苔薄白，脉缓而有力。诸症消失，病情告愈，要求再服以巩固疗效，拟以香砂六君子汤以善其后。

处方：香附15g，砂仁10g（后下），陈皮10g，姜半夏15g，炒白术20g，茯苓15g，黄芪30g，当归15g，党参20g，甘草10g，焦三仙各15g。

按：泄泻为临床常见的脾胃疾病。《景岳全书》云："泄泻之本，无不由于脾胃。"胃为水谷之海，主受纳而腐熟水谷。脾主运化升清，为后天之本，气血生化之源。若脾健胃和，则水谷得以腐熟而气血得以化生。若饮食不节，起居不时，以致脾胃受损，则水反为湿，谷反为滞，精华之气不能输化，乃至合污而下，而致泄泻。《素问·阴阳应象大论》曰："湿盛则濡泻。"故泄泻之由当责之于湿，脾为阴土，喜燥而恶湿，通应于长夏之湿气。湿性黏滞，容易困脾。脾气运则健，滞则虚。脾主升清，脾失健运，则清气不升，《素问·阴阳应象大论》曰："清气在下，则生飧泄。"又因脾胃为气机升降之枢纽，脾之升清与胃之降浊协同调畅全身气机，《素问·阴阳应象大论》云："清气出上窍，浊阴出下窍。"湿困脾胃，则清气不升，浊气不降，清浊交结中焦则生胀满，故《素问·阴阳应象大论》曰："浊气在上，则生䐜胀。"本案患者因饮食不当而致泻，主症表现为餐后如厕，且有困倦乏力，面色萎黄等失养之征，皆因脾失健运，无力运化水谷，使得水湿输布乏力而偏走大肠，气血生化乏源而失于充养濡润。患者出现黎明如厕则为泄泻日久，气随津耗而致阳气亏虚，久泻脾阳亏虚波及肾阳，故泄发于阴盛阳弱之时，遂配以四神丸助肾阳而止泻。本案例主要病机为脾虚湿困，以脾虚为主要病机，治病求本，用药当随症加减。"脾宜升则健，胃宜降则和"，补脾贵在升运，故处健脾和胃、渗湿止泻之方，五诊而逆转诸症。由此看来，只要辨证准确，随证立法，以法处方，往往获效甚佳。

小儿暑湿泄泻

泄泻一病，一年四季皆可发生，但以长夏为甚（农历6月），主要由于湿邪所胜和脾胃功能障碍引起。长夏脾主令，湿邪偏盛，脾喜燥恶湿，长夏之时又是瓜果桃李上市之时，加之天气炎热，人们往往贪凉饮冷，故长夏最易发生泄泻。

泄泻发病机理：脾虚湿盛是导致泄泻的重要因素，故《景岳全书·泄泻》云："泄泻之本，无不由于脾胃。"在治疗大法上，健脾利湿为治泄泻之基本大法，但临证时应分清寒热虚实，分别对待。一般来说，大便稀溏，完谷不化多属寒证；大便色褐而臭，泻下急迫，肛门灼热，多属热证；泻下腹痛，泻后痛减，痛势拒按，多属实证；病程较长，喜温喜按，多属虚证。故在临床上应分辨疾病的寒热虚实，以及是否兼夹有外邪。正确诊断，精心辨证，临床治疗本病并不困难，而且一般预后良好。今对小儿暑泄的中医治疗作一介绍。

临床表现：饮食稍有不慎，则易发生泄泻，常常兼有外感症状（恶寒发热，鼻塞流涕），腹痛肠鸣，纳谷减少，大便每日少则2～3次，多则10余次不等。舌淡苔白或白腻、脉濡缓。治宜健脾化湿、和胃止泻，方宜藿香胃苓汤（3～10岁量），用药：藿香6g，白术10g，茯苓9g，猪苓6g，泽泻6g，厚朴6g，枳壳6g，陈皮6g，大腹皮3～5g。3剂，水煎服。

临床加减变化：夹有风寒者，症见泻下清稀，甚至如同水样，舌白脉濡，加紫苏3～6g，以散寒和胃；夹热者，症见泻下黄绿，兼有泡沫，有时发热，舌红苔黄脉滑数，加黄连3g，滑石5g；夹有食积者，症见泄下如败卵，伴有不消化之食物，舌垢或厚腻，脉滑，加焦三仙各6～9g，鸡内金6g；兼有呕吐者上方加半夏3～6g，鲜生姜2片；兼有脾虚者，症见大便溏薄，水谷不化，稍进油腻，大便次数增多，平时饭后则泄，面色萎黄，舌淡苔白，脉细弱，上方加山药10g，薏苡仁10g，芡实10g，白扁豆10g，腹泻止后，以参苓白术散调理善后。

【医案】

何某，男，8个月，麟游县防疫站。

2003年8月2日初诊：患儿泄泻发热4天，经西医输液治疗3天（药品不详），仍泄泻发热，每日泻下10余次，泻便色黄褐（或绿），纳差，欲吐，精神萎靡，指纹深紫，舌质红苔黄腻。

辨证：暑湿泄泻。

治法：健脾化湿，和胃清热止泻。

处方：藿香胃苓散。藿香5g，白术6g，茯苓6g，猪苓5g，泽泻3g，黄连2g，厚朴3g，陈皮3g，焦三仙各6g。1剂，水煎服，嘱停西药。

2003年8月3日二诊：患者服药1剂，泄泻减轻，大便变为每日4次，色已不黄绿，已无泡沫样便，已不发热，但仍精神差，舌淡苔白稍黄，指纹紫，药中病所，用藿香胃苓散，原方去黄连继进1剂。

2003年8月4日三诊：患者服药1剂，泄止，纳谷增进，精神活泼，要求调方以求巩固，拟藿香胃苓散加山药6g，白扁豆6g，薏苡仁6g，调理以善后。

按：儿童暑湿泄泻为临床常见病。因暑多夹湿，长夏又多湿，幼儿脏腑娇嫩，形气未充，若进食生冷瓜果或不洁之物，最易形成泄泻。藿香胃苓散，取藿香辛温芳香化湿兼以解表，五苓散去桂枝，健脾利湿；平胃散燥湿运脾，全方仅9味，效专力宏，乃为治暑湿泄泻之良方。

便　秘

寒结

【医案】

黄妪，78岁，1980年寒假就诊。主诉：腹部胀满疼痛，时时有便意，大便呈稀水状夹有黏冻，量少如线6月余。患者年迈，因过食冷面条而发病。症见手足欠温、腹凉喜按、素体消瘦，按诊腹部胀满，使劲按之能触及腹底动脉之搏动，患者为之恐慌。前后服中药20余剂，观所用之方，皆保和、理中、建中之类也，然不效，故邀王焕生诊治。舌质淡白而润，脉象沉弦。脉沉主里，弦主痛，主寒凝、冷积腹痛，故脉见沉弦，证属脾虚寒结，寒结日久而致时有便意。治宜温补脾阳、泻下冷积。寒结去而利自止也。方用温脾汤。

处方：大黄9g（后下），人参6g，附子10g（先煎），干姜6g，甘草8g。3剂。

服完3剂后，患者告曰：已解出大便，坚而量多。腹胀消除，腹痛亦减，索食。嘱以流食。继而用六君子汤调理善后。随访5年尚健。

按：此脾阳不足，冷积阻滞所致寒结。患者年高，素体较差，加上寒结日久，时时下利，量少而频。方用温脾汤以温补脾阳、泻下冷积。方中附子大辛大热，走而不守，温壮脾阳，以散寒凝；大黄荡涤泻下，推陈致新；干姜辛热助附子以温脾散寒；人参、甘草补中益气，亦能加强温阳之功。诸药合用，温补脾阳以治本，泻积通便以治其标，脾阳得复，运化有权。本案泻药亦能生效，乃以补促泻，寓泻于补之中。

燥结

【医案】

王某，男，67岁，1981年春节诊治。患者春节因过食成积失治。症见身热烦躁、腹胀拒按、气喘而渴、两手乱摸、神志时昏时昧等，时而索水，时而要解大便，呼儿唤女，烦扰不宁。口气热臭异常，大便数日未行，唇焦口燥、舌苔焦黑而干，脉象滑数有力。据证显系燥热结实也。遂用泻热通便、益气养阴之法。方用黄龙汤。处方：大黄12g（后下），枳实10g，厚朴6g，当归10g，沙参12g，桔梗6g，甘草3g。患者服药2剂，便通神清喘平除而愈。

按：本案系过食肥甘致实热结聚。但患者年高，不能强行攻下，然病势急剧，阳明里实证皆现，如不急下存阴，釜底抽薪，更恐燥热更盛、津液更伤，况已出现神昏谵语、循衣摸床之候，故攻补兼施，用黄龙汤泻热通便、益气养阴。方中用承气汤急下存阴，当归滋阴以润燥，参草补益脾肺之气，桔梗之升与承气降泄为伍，一升一降，寓升于降之中，可使正气不随承气攻下而脱，肺气能宣发输布津液则肠胃得润，故便秘自通，疾病痊愈。

腹　痛

便秘型

此型以腹胀痛为其主症。患者常大便秘结，三五日一行，便中夹有白色黏液，伴有困倦乏力、腹胀，舌红，苔黄腻或薄白，脉滑实。六腑以通为用，故治宜平调寒热，加入润肠通便药物。处方为乌梅丸化裁，常加入火麻仁30g，瓜蒌仁30g，肉苁蓉12g，当归10g，去桂附。

【医案】

韩某，男，42岁，2000年5月21日初诊。腹胀腹痛年余，大便5日一行，便时左小腹疼痛明显，大便常有白色黏液，平时困倦乏力，纳谷日少，形体消瘦，舌红苔黄稍腻，脉滑实有力。

辨证：肠燥便秘之腹痛。

治法：滋阴润燥，止痛通便。

处方：乌梅丸加减。乌梅12g，木香6g，槟榔9g，黄连5g，干姜3g，当归12g，火麻仁30g，肉苁蓉15g，枳实12g，瓜蒌仁15g，延胡索9g，党参15g，生白术20g。5剂，水煎服。

2000年5月28日二诊：患者服上方5剂后，诸症减轻，特别是腹痛消失，大便2日一行。但仍有纳差，乏力困倦，脉舌同前，知药中病，效不更方。上方加红藤15g，川楝子15g，焦三仙各15g，继进6剂。水煎服。

2000年6月5日三诊：患者服后腹胀痛消失，大便每日一行，纳可，仍有乏力，舌淡红苔白，脉缓，拟归芍六君子加红藤、枳实以调理善后，嘱注意饮食，多进蔬菜瓜果而告愈。

按：肠燥便秘型腹痛，在临床上多以女性为主，病情亦很顽固，治疗主要以润肠通便为主。西医诊断亦称结肠炎。该病患者大便常常夹有白色黏液，所以诊断并不困难。其证属寒热虚实夹杂，方药选用乌梅丸，是因其寒热并用，阴阳双调。本病在药物加减上，多增润肠通便之品，往往取效较为满意。

肠痈及术后粘连

肠痈

肠痈为临床常见病证，相当于西医之阑尾炎。对于急性发作的肠痈应采取手术治疗为宜，但慢性肠痈，应采用保守治疗为宜，这样既减少痛苦又经济实惠。本文主要介绍慢性肠痈的治疗。

临床表现：腹痛，常以上腹及胃脘痛为主，随着病情的加剧，最后局限于右下腹疼痛，伴有纳差呕恶，大便不通，舌红苔白或苔黄腻，脉弦紧或弦滑。治宜通腑泄热、行气止痛。方宜大黄牡丹汤合薏苡附子败酱散。

【医案】

张某，女，22岁，学生。1999年3月20日初诊，上腹疼痛，呈阵发性加剧，时有呕恶，右下腹压痛明显，大便数日未行，舌红苔黄脉弦紧。

辨证：瘀热内结之肠痈。

治法：泻热破瘀，散结止痛消肿。

处方：大黄牡丹汤加味。冬瓜仁15g，生大黄6g（后下），牡丹皮6g，桃仁9g，延胡索10g，荔核9g，橘核9g，附子3g（先煎），败酱草15g，薏苡仁15g，1剂，开水煎服。

1999年3月21日二诊：患者腹痛减轻，大便通利。可纳谷，已不呕吐，舌同前，守原方冬瓜仁加至30g，去附子，减大黄量为3g，加红藤9g，继进3剂而愈。

按：此方原系张笃庆教授所传之方，为主治肠痈之经验方，用之临床，屡建奇功。

术后肠粘连

临床表现：有腹部手术病史，腹部疼痛，呈持续性，伴有腹胀纳减，以温按不减反而疼痛加剧为其特点，舌质暗或有瘀斑点，脉涩或弦紧。治宜活血化瘀、散结消肿，方用大黄牡丹汤加味。如偏于虚寒则以温里散寒、行气止痛为治，方选加味导气汤。

【医案】

黄某，女，45岁，西北大学。

2002年5月11日初诊：患者曾于同年元月在西京医院行阑尾切除术，因手术中腹腔内出现大量脓液，遂经冲洗后，再行切除术。伤口愈合迟缓，术后腹痛呈持续性，西医诊为术后粘连，遂改中医诊治，主诉腹部胀痛，呈持续性，饮食稍有不慎则腹痛加剧，伴有消瘦纳差，大便数日一行，舌红苔薄黄，脉弦。

辨证：瘀血阻滞，脉络不通。

治法：活血化瘀，散结止痛。

处方：大黄牡丹汤加味。冬瓜仁50g，牡丹皮9g，桃仁9g，大黄6g，红藤15g，败酱草12g，薏苡仁30g，延胡索9g，丹参30g，厚朴9g，木香6g，焦三仙各15g，当归9g。6剂，水煎服。

2002年5月18日二诊：患者服上药6剂，其痛十去其五，脉舌同前，守原方义，上方去木香加黄芪15g，即取当归补血汤意，这是针对其术后既瘀又耗损血液的情况。嘱食豆油。

2002年5月25日三诊：患者腹胀腹痛大减，受凉之后时有腹痛，痛处已不固定，呈游走性，舌淡红苔薄白，脉缓，拟以益气养血、活血通络为法，方拟当归补血汤合大黄牡丹汤。

处方：当归15g，黄芪30g，冬瓜仁30g，桃仁9g，红花6g，红藤12g，忍冬藤30g，大黄3g，白术15g，延胡索10g，焦三仙各15g。6剂，水煎服。

2002年6月3日四诊：患者诸症尚可，腹已不痛，纳谷增进，精神尚可，大便正常，已恢复正常上课，要求调方以巩固疗效。查舌淡红苔薄白，脉缓，拟以归芍六君子合补中益气加红藤调理，以善其后。

按：半年痼疾，月余而愈。主要抓住术后瘀血阻滞，脉络不通之要点，以活血通络、散结止痛为法，病去之后，注意扶正，以修复术后损伤之气血，纵观诊治经过，辨证用药合理，故取效甚捷。

此方用于治疗术后粘连引发腹痛的思路，来源于陕西中医学院唯一获卫生部银质奖章获得者、肠胃病专家张笃庆教授。张笃庆教授认为，术后粘连症是由于经络不通所导致的，不通则痛，方用大黄牡丹汤加味活血通络祛瘀、祛瘀生新，并嘱患者食用豆油以取其通润之性。忌食生冷为宜。

腹痛（肠切除术后）

【医案】

田某，男，56，麟游县电局职工。

2001年7月18日初诊，主诉：全腹痛10年余。细究其故，是因为1986年隆冬骑车外出，导致腹部外伤，肠溢体外，急往西安手术，行肠部分切除手术之后致腹痛，冬季加重，每年冬季均住院治疗，治疗后可暂时缓解。症见腹痛阴冷加剧，饮食稍凉则腹中作痛，纳差腹胀，乏困无力，大便不畅，舌淡苔白而润，脉弦紧。

辨证：阴寒凝滞。

治法：散寒通气，散瘀活血。

处方：导气汤。小茴香9g，川楝子15g，木香9g，吴茱萸6g，红藤12g，白芍20g，木瓜9g，槟榔9g，丹参30g，甘草6g，鲜姜2片。2剂，水煎服。

2001年7月21日二诊，患者服上药2剂，其痛十去其七，但仍有腹胀满，空坠偶疼，乏力，大便不畅，脉舌同前，仍拟上方合补中益气汤化裁为治。

处方：小茴香6g，吴茱萸6g，木香9g，川楝子12g，黄芪30g，白术15g，柴胡10g，当归10g，党参15g，升麻3g，焦三仙各15g，香附15g。3剂，嘱用药渣热敷腹部。

2001年7月25日三诊，患者腹痛消失，加之药渣外用，腹部舒畅，精神转佳，纳谷增进，但仍有少腹空坠感，舌淡苔白，脉缓。拟补中益气汤化裁以求巩固。

按：10余年术后致腹痛，冬季加剧，舌淡苔白润，诊为寒凝腹痛，用导气汤散寒通气，加红藤散瘀活血而效。审因辨证，紧扣病机，是诊治顽疾之关键所在。

导气汤是治疗寒疝病的方剂，王正宇教授在本方中加入槟榔9g，木瓜12g，名曰加味导气汤，只要加减得当，凡腹部诸痛用之均效。寒甚者重用吴茱萸、小茴香，并增附子；气滞者加青皮、香附、荔核；邪气入络致瘀血而痛者加红花、丹参、赤芍；肝郁化火者加柴胡、黄芩、栀子；胃痛属气滞血瘀者合活络效灵丹；中气下陷者合升陷汤或补中益气汤；睾丸硬痛者合茴香橘核丸。

小肠疝

本病是指睾丸鞘膜积液所引起的阴囊肿大，有先天性和继发性两种，先天性多见于婴儿，继发性多见于成人。临床表现：阴囊肿大，偏坠一侧、触及囊内有光滑而软之肿物，肿胀严重时，阴囊光滑如水晶，坠胀甚至疼痛。

先天性小肠疝是指与生俱来的阴囊肿大，甚则光亮晶莹，卧则入腹，外形缩小，行走奔跑逐渐胀痛，甚则哭闹时亦突出，有些可以不治自愈。

继发性小肠疝多由于受寒或湿热下注所引发，有些患者有外伤史，常伴有睾丸肿痛，久则皮肤顽厚发凉，坠胀不舒，肿胀严重时阴缩，甚者影响排尿。临床上习惯用导气汤治疗本病，而且疗效满意，现介绍如下。

【医案1】

武某，男，农民，67岁，腹部胀满，阴部肿胀，受寒则加剧，下坠，寒甚则疼痛甚。患者因涉水作业而发病。发病年余，加剧3天而就诊，患者形体消瘦，长年蹲位作业，乏力纳差，便溏，舌质淡，苔白润，脉弦紧。

辨证：寒疝。

治法：补中益气，温肠散寒。

处方：补中益气汤合导气汤。黄芪30g，党参15g，白术15g，升麻6g，柴胡9g，小茴香9g，川楝子9g，吴茱萸6g，木香9g，白芍15g，槟榔9g。5剂，水煎服。嘱用药渣热敷小腹。服上药之后，胀满疼痛大减，精神转佳，自取5剂，为细末冲服，以求巩固。

随访10余年，再未复发。

【医案2】

任某，男，5岁，自幼睾丸偏坠，久之下脱，自制疝气带紧收腹部，哭闹则腹胀脱出。纳谷尚可，舌淡苔白润，脉沉细。

辨证：寒疝。

治法：升阳益气，散寒止痛。

处方：补中益气汤合导气汤，煎药后用热药渣外敷。坚持用药月余而效。

按：导气汤方出自《医方集解》，组成药仅四味：川楝子12g，小茴香9g，木香9g，吴茱萸9g，用以治疗寒疝疼痛。王正宇教授在方中加入槟榔9g，木瓜12g，名曰加味导气汤，用以治疗因寒所致之寒疝，往往收效良好。前两例患者发病时间都相对较长，体虚病久，中气不足，升举无力，故合补中益气汤以升阳举陷，增强固摄之能。理法方药合拍，故效。

痢　疾

虚寒痢

杜某，女，32岁，干部。1989年11月15日初诊：患者于8月下旬因饮食不慎而下痢纯红，肛门灼热，腹部坠痛。查血常规：白细胞16×10^9/L，中性粒细胞百分比73%，淋巴细胞百分比24%；大便常规：红细胞（+++），白细胞（+），脓球（++）。诊断为痢疾，即收住本所职工医院。经中西医治疗后下痢每日2～3次，红白相兼，白多赤少，遂邀王焕生诊治。患者精神萎顿，纳差消瘦，腹部隐痛，后重较甚，腹部喜温喜按，腰酸畏寒（盖两床棉被并以暖壶暖腹），大便每日二三次，完谷不化，夹有黏白冻，偶有红色，舌淡胖苔白滑，脉沉弱。证属脾阳虚弱、命门火衰之虚寒痢，治宜温肾暖脾，佐以升阳止泻。处方：黑附片9g（先煎），干姜10g，党参15g，木香6g，厚朴9g，肉桂3g，升麻6g，炒白术15g，槟榔9g。5剂，水煎服。

11月20日二诊：患者药后大便成形，黏白冻明显减少，畏寒大减。腹中舒畅，已不下坠，纳谷增进，精神转佳，舌淡苔白，脉沉。药已中病，上方去槟榔，继进5剂。

11月26日三诊：患者诸症消失，大便化验正常。以香砂六君子汤调理善后而病愈出院。

按：本例患者素体虚寒，前医过用芩连以致苦寒败胃，不但痢未止，反使脾肾阳气虚弱，中气下陷，正气亏虚而邪气留滞。脉症合参，辨证为脾肾阳虚、中气下陷之虚寒痢，故药用附子理中汤以温阳祛寒、益气健脾，加肉桂少许，取其少火生气，鼓舞阳气生长，加入升麻，使脾阳升，故诸症痊愈。

寒湿痢

王某，男，72岁，岐山圣佛寺人。1984年秋诊治。患者腹部坠痛，泻下黏白冻，就诊于当地医院。医院诊为痢疾，予静脉注射糖盐、庆大霉素，中药服芍药汤等鲜效。适王焕生返里，故来求诊。患者泻下黏白冻1周，伴腹部坠痛、困倦乏力、纳呆厌食、时有呕恶，现大便日4～6次，便溏夹有白冻及脓血，舌质淡苔白，脉缓无力。

辨证：寒湿滞留，气机不畅。

治法：温化寒湿，行气畅中。

处方：藿香10g，白术15g，肉桂3g，云苓15g，泽泻10g，厚朴10g，陈皮9g，枳壳9g，木香6g。服药仅2剂，诸症告愈。

按：此例为寒湿痢，前医用芍药汤不效。后辨证准确，方用胃苓汤加藿香、肉桂，迅速获愈。此即体现了正确辨证论治的重要性。

赤痢兼表证

曹某，女，30岁，国棉七厂小学教师。1977年10月就诊，患者下痢红赤，兼有脓血，腹痛，里急后重，伴恶寒发热、头痛，脉浮。医用白头翁汤治之，服药3剂，仍每天下利5～6次，症状未有改善。即邀王焕生诊治。据其临床表现，王焕生认为证属表里同病，赤痢兼表。治宜解表清里、表里同治。处方：升麻6g，葛根12g，白芍12g，荆芥6g，防风9g，黄芩6g，炙甘草6g。患者服药1剂，表证解除，下痢脓血之里证亦痊愈。

按：患者既有表证——恶寒发热，头痛，脉浮；又有里证——下痢脓血，腹痛，里急后重。前医不察，方用治疗热痢之白头翁汤单纯治里，不但下痢不解，而且表证亦未除。凡表里同病，皆当先表后里或表里同治，此乃常法。王焕生即用表里同治法，方取升麻葛根汤合黄芩汤化裁，以升麻葛根汤加防风重在解表，以黄芩汤清热止痢、和中止痛治下痢，仅一诊1剂，竟获全效。此体现出了中医辨证论治的不容忽视性，也可见王焕生医理精通，处方娴熟，组方严谨，更善变通。

疳　积

　　王正宇教授精通医理，擅治内科杂病，于内外妇儿均有研究，根据其诊籍记载的自拟小儿疳积散治疗小儿疳积的医案，可窥一斑。基本方：白术、茯苓、枳实、鸡内金、槟榔、山楂、麦芽、神曲、莪术、连翘、使君子、石决明。功效：健脾和胃、消积化滞、杀虫止痛。主治：脾虚夹积型疳积。症见形体消瘦，面色萎黄，胸脘痞满，不思饮食，食后脐周疼痛，遂即登厕，便溏或便细，易惊易恐，好发脾气，夜寐不安，夜间磨牙，喜食异物，舌淡苔厚腻，脉滑，指纹淡紫。

　　选取典型医案列举如下。

【医案1】

　　张某，女，6岁。1975年3月20日初诊。患儿体虚弱，易积食感冒，自幼挑食，恶食油腻性食物和蔬菜，食后脐腹作痛，登厕便稀，夹杂未消化食物，夜寐不宁，睡中磨牙，面色不华，形体消瘦，困倦懒动，舌淡苔白厚腻，脉沉细无力。

　　辨证：脾虚夹积。

　　治法：健脾益胃，消食导滞，佐以杀虫。

　　处方：小儿疳积散化裁。白术12g，枳实、槟榔、鸡内金各6g，焦三仙、茯苓、连翘、使君子各10g，莪术、石决明（先煎）各5g。5剂，水煎服。

　　二诊：患儿服药期间，排出蛔虫2条，饮食增加，大便每日2次，睡眠较前安静，舌淡，苔白略厚，脉细。处方：白术、焦三仙、连翘、白扁豆、使君子各10g，山药、云苓各9g，枳壳、槟榔、鸡内金、莪术各6g，石决明5g（先煎）。5剂，水煎服。

三诊：患儿精神活泼，纳谷增加，能进食蔬菜和油腻性食物，脐周疼痛消失，每日2次成形便，面色红润，嘱服小儿启脾丸以善其后。

【医案2】

王某，女，5岁。患儿挑食择筷，吃干馍喝凉水，喜吃零食，饭后即泻，大便多稀少干、细如线，平素易于积食感冒，感冒后常发高热惊厥，头发稀黄卷曲，面色萎黄，形体消瘦，眼圈发青，舌淡白，苔白腻，脉滑。

辨证：脾胃虚弱，积滞内停。

治法：健脾开胃，消食导滞。

处方：小儿疳积散。白术、焦三仙、连翘、白扁豆、使君子各10g，山药、云苓各9g，枳壳、槟榔、鸡内金、莪术各6g，石决明5g（先煎）。5剂，水煎服。

二诊：大便成形，患儿服药后纳谷明显增加，饭后泻下症状消失，舌淡，苔白略腻，脉滑。调方如下：党参9g，白术、槟榔、焦三仙、山药、白扁豆、云苓各10g，枳壳、鸡内金、半夏、莪术、陈皮各6g，使君子12g。5剂，水煎服。

三诊：患儿精神好转，纳谷正常，睡眠安宁，嘱服参苓白术散以善其后。

【医案3】

刘某，男，9岁，1974年1月2日初诊。患儿为早产儿，自幼厌食，食则呕恶，大便干结，喜食火柴头，常咬手指甲，平素易感冒，夜间遗尿，形体瘦小，面色灰暗，肌肤不华，舌暗淡、苔白厚，脉沉迟而滑。

辨证：肺肾不足，脾虚夹积（食积、虫积）。

治法：益气固表，健脾和胃，消导杀虫。

处方：黄芪15g，白术12g，云苓、使君子、鸡内金、槟榔、连翘各9g，枳实8g，焦三仙各10g，莪术、半夏、石决明（先煎）、陈皮各6g，防风3g。5剂，水煎服。

二诊：患者服药后饮食增加，食后呕恶减轻，余证同前。舌淡苔白，脉沉细。治宜脾肾双补、强胃消积。方用枳实8g，白术、连翘、黄芪、云苓、焦三仙各10g，山茱萸6g，莪术、防风、石决明（先煎）、使君子、槟榔各9g，益智仁5g。5剂，水煎服。

三诊：患者服药后纳谷增加，夜间寐安，遗尿停止，精神转好，舌淡苔白，脉细。治宜健脾固肾、消食杀虫。方用白术、槟榔、使君子、茯苓各10g，枳实、山茱萸、莪术、鸡内金各8g，石决明6g（先煎），黄芪15g。上药1剂，共为细末，水泛为丸，如桐子大，早晚各服6g。

四诊时，患者服上丸剂后，精神纳谷均正常，不食异物，面色红润，体质较前增强，以六味地黄丸合保和丸善其后，随访2年正常。

按语：疳证属古代儿科四大难证之一，相当于现代医学的营养不良。随着人们生活水平的不断提高，其发病率大大下降，病情亦大大减轻。然而由于人们缺乏喂养知识及独生子女的特殊家庭地位，故家长们在喂养孩子时一味追求营养滋补，使肥甘厚味损伤脾胃，气血生化乏源而导致疳证。此种现象目前在儿科临床上仍屡见不鲜，若不及时诊治，可能影响小儿的生长发育。江育仁教授早在1962年即把疳证分为疳气、疳积、干疳三型，此种分型目前仍被中医儿科界沿用。王正宇自拟的小儿疳积散与疳积型疳证较为合拍，疳积型的基本病机为脾虚夹积。方中白术、茯苓健脾和胃，枳实、槟榔行气缓泻，荡涤胃肠积滞；鸡内金、山楂、神曲、麦芽消食导滞；积滞日久可以化热，故用连翘清热；久病多瘀，故用莪术活血化瘀以加强诸药之效；小儿不讲卫生，酿成虫积，故用槟榔、使君子杀虫；脾气虚弱，致土虚木乘，宜抑木扶土，故用石决明平肝。全方健脾消积，紧扣病机，故疗效卓著。疳积属虚实夹杂的证候，治疗时其消补比例当视患儿虚实的孰轻孰重而定，若过补则碍脾运化，使积滞更甚，若过消则损伤脾气。如案1，一诊后，饮食增加，舌苔由厚腻变为略厚，说明积滞减轻，二诊即加用山药、白扁豆以健脾，以行气宽肠的枳壳易行气荡涤的枳实。观其全方，增加健脾药，减少消导药。案2，二诊时积滞减轻，加用党参、山药、白扁豆、陈皮、半夏健脾益气，三诊时积消，服参苓白术散健脾益气以善其后。案3，虽有肾虚，一诊不补肾是嫌其补肾之品过于滋腻，碍脾助湿；二诊脾气复苏，少用山茱萸6g；三诊脾气渐旺，山茱萸加量至8g；四诊脾气健旺，方以六味地黄丸合保和丸善后。以上用药紧扣病机，消补兼施，恰到好处，使难证速愈。

肝　病

肝病是严重威胁人类健康的顽疾，西医至今尚未能研究出特效的治疗方法，正如美国肝病权威汉斯·玻柏（Hans Popper）教授生前曾说："肝病根治的希望在中医药。"所谓肝病，主要包括中医内科之胁痛、黄疸、积聚及臌胀等，中医临证若能精于辨证、注重整体、灵活用药，多能收到较为满意的疗效。王焕生根据其50余年之临床经验，将肝病分为初期、中期、后期及恢复期四期，进行辨证治疗。兹介绍如下。

一、初期注重疏肝解郁退黄，健脾防变

肝病初期症状明显，患者会突然出现巩膜黄染、困倦无力、纳差腹胀、厌食油腻、口苦、咽干、恶心呕吐，甚者身黄尿黄，舌淡红或红，苔黄腻，脉弦有力。此时患者自觉症状明显，查肝功及乙肝五项即能明确诊断。上述病症的治疗，重点在于疏肝健脾、退黄和胃，方拟茵陈蒿汤、茵陈四苓散、小柴胡汤。此类症状明显、临床表现突出的急性期肝病，除诊断容易外，治疗上也较容易，只要选方用药恰当，往往获效甚捷，且不留后遗症。特举例如下。

【医案1】

崔某，男，36岁，农民。

1994年4月18日初诊，患者发困无力，恶心呕吐，不欲饮食，厌食油腻，腹胀3天，故来就诊。症见双目黄染及皮肤发黄，小便量少色黄，大便秘结，查肝功能：谷丙转氨酶80U/L，黄疸指数26

单位，乙型肝炎表面抗原（HBsAg）、乙型肝炎e抗原（HBeAg）、乙型肝炎核心抗体（HBcAb）均阳性（即俗称为大三阳），诊其脉弦滑数，察其舌红苔腻，据此判断为湿热阻滞之黄疸。

治法：疏肝利胆退黄，健脾和胃。

处方：茵陈四苓散合平胃散。茵陈30g，丹参30g，白术15g，茯苓15g，炒栀子15g，虎杖15g，重楼10g，厚朴9g，青皮10g，垂盆草20g，焦三仙各15g，生姜1片。5剂，水煎服。

1994年4月25日二诊：患者服上药5剂，黄疸明显消退，纳食增进，精神好转，但仍觉乏力、困倦，小便通利，大便正常，舌淡红苔薄黄，脉弦，拟小柴胡汤加味。处方：柴胡15g，黄芩10g，半夏9g，党参15g，茵陈15g，垂盆草15g，赤芍15g，焦三仙各15g。5剂，水煎服。

1994年5月2日三诊：患者服上药后，诸症减轻，黄疸明显消退，纳谷正常，二便正常，但仍困倦乏力，胁部隐痛，时觉心烦，舌淡红，苔薄黄，脉弦，拟调肝理脾，方以逍遥散加味。处方：柴胡10g，当归10g，白芍15g，白术15g，茯苓15g，丹参30g，郁金10g，虎杖15g，莪术10g，重楼15g，焦三仙各15g，茵陈15g，延胡索10g，黄芪30g。5剂，水煎服。

1994年5月10日四诊：患者精神明显好转，已不乏力，黄疸消退，胁痛隐隐，口干目涩，偶有腰痛，舌淡红苔少，脉数。本证显系苦寒伤阴。拟滋阴疏肝，方选一贯煎化裁。处方：沙参15g，党参15g，麦冬15g，生地黄9g，川楝子15g，枸杞子10g，当归12g，虎杖15g，桃仁10g，红花9g，白术15g，灵芝6g，炒麦芽15g。5剂，水煎服。

1994年5月16日五诊：患者的黄疸彻底消失，口干目涩症状改善，时而乏力，纳谷减少，大便溏薄，日一二行，舌淡苔白，脉缓无力，经查肝功正常，此为苦寒伤胃，滋阴伤脾，故治以健脾和胃，方以香砂六君子汤加丹参30g，以善其后。随访4年未再复发。

按：此医案系西医之黄疸性肝炎，中医之黄疸、胁痛，临床症状突出。本案辨证正确，选方用药紧扣病机及病情转换，故取效迅速。本病治疗特点有二：其一，先以利胆退黄为主，于黄疸消退之时注重两调肝脾，体现知肝传脾，首先实脾之要。苦寒疏肝之剂伤阴，故出现阴虚之象，及时滋阴柔肝疏肝，方拟一贯煎。肝功虽已正常，但肝病之后重在健脾，故用香砂六君汤以善其后，随访4年未再复发。其二，临床上许多肝病患者症状不明显，甚至无任何自觉症状，常常是在体检时发现肝功正常，但乙型肝炎表面抗原阳性，此时患者思想负担沉重，情绪抑郁，特别是女性患者，往往会形成肝气郁结证，常有胁肋胀痛，或沉默寡言，或烦躁易怒等症状，此时治疗需从调肝入手。因肝喜条达而恶抑郁，故疏肝解郁为第一步，同时应注意肝气乘脾，临证多以逍遥散或小柴胡汤为主方，佐以言语疏导，往往取效甚捷。试再举一例。

【医案2】

肖某，女，28岁，已婚，户县水利局职工。

1998年8月29日初诊。患者以"右胁及胃脘不舒伴有恶心月余"就诊。患者于同年7月查体时查出乙型肝炎表面抗原（+），尚未生育，心理负担沉重，纳差乏力，口淡无味，食后恶心，右胁及胃脘胀痛不舒，舌淡红苔白，脉弦缓。

辨证：肝气犯胃。

治法：疏肝理气，健脾和胃。

处方：小柴胡汤化裁。炙黄芪30g，丹参30g，柴胡10g，黄芩10g，半夏10g，党参15g，虎杖15g，重楼15g，厚朴10g，炒白术15g，夏枯草10g，焦三仙各15g，生甘草6g。6剂，水煎服。并辅以言语疏导，消除其心理负担，积极配合治疗。

1998年9月5日二诊：患者纳增，已不恶心，仍觉口中乏味，自觉胃中灼热感，余正常。药已中病，胃中有热，方以前方合芍甘枳百汤化裁，组方为柴胡10g，黄芩10g，半夏10g，党参15g，生白芍20g，甘草10g，枳壳10g，丹参30g，生百合20g，炒白术15g，虎杖15g，重楼10g，黄芪30g，焦三仙各15g。6剂，水煎服。

1998年9月12日三诊：患者胃中灼热已消失，纳可，舌淡红苔薄白，脉弦滑。拟二诊方继进6剂以求巩固疗效。

1998年9月26日四诊：患者19日因事未诊治，继服二诊方6剂。现精神转佳，纳可，唯不能食肉食。此次月经提前4天，经期延长，色红量多，两胁隐痛呈阵发性，脉舌同前。此肝经余热未清，予小柴胡汤化裁：柴胡10g，黄芩10g，半夏10g，生地黄10g，党参15g，炒白芍15g，焦三仙各15g，当归10g，延胡索10g，郁金10g，炙黄芪30g，地榆炭15g，炒芥穗6g。6剂，水煎服。

1998年10月10日五诊：患者胁痛偶作，口干咽燥，二便调，舌淡红，苔薄白，脉弦。查肝功能示：乙型肝炎表面抗原（-），谷丙转氨酶28U/L，拟调理脾胃，佐以疏肝解毒，予香砂六君子汤化裁：党参15g，炒白术15g，茯苓15g，陈皮10g，香附15g，砂仁6g（后下），柴胡10g，郁金10g，板蓝根15g，五味子10g，重楼15g，金银花10g。6剂，水煎服。

1998年10月22日，患者服五诊方5剂之后，诸症消失，是日化验乙型肝炎表面抗原（-），乙型肝炎表面抗体（-），肝功能正常，病告痊愈。嘱注意休息，节房事，动态观察，定期复查。

二、中期当辨虚与瘀，慎用清热解毒

肝病若失治误治，迁延日久，出现肝功能异常，尚属中期。

此期当辨阴虚与血瘀。若因气郁不解而出现胁痛固定，呈刺痛，夜间加剧，舌暗淡有瘀点，舌下脉络青紫肿胀，脉弦紧或涩，此乃瘀血之征。若出现胁痛隐隐，神疲乏力，双目干涩，咽干口燥不欲饮水，大便偏干，舌质红舌体瘦小，无苔或少苔，脉弦细数，则是阴虚之象。此期患者由于肝郁而影响脾胃纳运，纳谷减少，脾运失司，水湿内蕴化热与毒邪互结，故多伴湿热毒盛之证。若患者症见口苦咽干、纳呆、厌油腻、恶心呕吐、大便不实、舌红苔黄腻、脉滑，则属阴虚血瘀之中夹杂湿热之邪，治疗时除滋阴柔肝、活血化瘀外，尚需清热解毒，但清热解毒药均性味苦寒，易伤脾胃，故选药宜谨慎。可选用重楼、虎杖、夏枯草、白花蛇舌草之类。血瘀者予以复元活血汤化裁（柴胡、当归、炮山甲、桃仁、红花、丹参、莪术、炒白术、党参），以及一贯煎加味。经临床实践证明，此两方对肝功异常、转氨酶持续不降有良好的疗效。

【医案3】

郭某，女，27岁，已婚，咸阳市供电局职工。1986年6月8日以"右胁疼痛5年"为主诉就诊。5年前无明显诱因出现右胁疼痛，疼无定处，时作时止，稍进油腻则加剧。先后在西安、咸阳各医院诊治，B超提示：慢性肝炎。乙型肝炎表面抗原（+）。经中西医药治疗鲜效。现形体消瘦，两胁隐痛，纳呆，胃脘胀满，口苦，口干不欲饮，困倦无力，双目干涩，烦躁易怒，经期提前，大便溏薄，日一二行，舌红苔少，根部薄黄而腻，脉弦滑。6月7日查肝功及乙肝系列报告单示：黄疸指数6单位，高田氏反应（−），转氨酶正常，乙型肝炎表面抗原（+）。

辨证：肝阴不足，湿热内蕴之胁痛。

治法：滋阴疏肝，健脾利湿。

处方：一贯煎化裁。麦冬10g，生地10g，川楝子10g，枸杞子15g，生黄芪15g，炒白术20g，赤芍15g，虎杖15g，茯苓15g，厚朴10g，焦三仙各15g，柴胡10g。5剂，日1剂，水煎分2次温服。

复诊时患者诉右胁疼痛明显缓解，纳增，腹已不胀，精神好转，亦不烦躁，晨起目涩，口稍苦，脉弦略滑，效不更方，继进10剂。后以此方化裁，先后用方10余剂，并嘱其注意休息，勿食生冷油腻及刺激性食物，曾多次复查肝功。1987年2月17日肝功检查示锌浊度、转氨酶正常，黄疸指数6单位。9月18日乙肝五项示：乙型肝炎表面抗体（＋），余阴性。其间患者又坚持服药近5个月，多次复查肝功均正常。

1990年3月16日来诊：患者诉1年多来精神佳，胁痛未作，已能正常工作。并告知，3月8日在第四军医大学西京医院复查肝功，锌浊度、黄疸指数、胆红素定量及转氨酶均正常，A/G=5.0/2.9。乙肝五项：乙型肝炎表面抗体（＋），余阴性，历时四载，顽疾告愈。法以调理脾胃，予香砂六君子汤化裁以善其后，随访5年未复发。

三、后期强调扶正祛邪

肝病后期（肝硬化或肝腹水）正衰邪亦衰，当属中医之积聚臌胀病，此期用药，应根据患者的临床表现，强调扶正为主，祛邪为辅，或攻补兼施，或先攻后补，或先补后攻。此时辨证要详细，力求准确，稍有丝毫差错，将造成难以挽回的局面。肝病后期在治疗上多采用健运中土、宣肺利水之法。脾气稍旺，水道通调，方有转机。方用王氏消臌灵（生薏苡仁、大腹皮、桑白皮、茯苓皮、陈皮、白术、槟榔、川楝子、吴茱萸、木瓜、香附、丹参、紫苏子），腹水消退之后，再拟健脾疏肝、软坚散结，方选逍遥散。同时服大黄䗪虫丸，小量服用，每日1次，坚持用1年半至2年为宜。

【医案4】

张某，男，72岁，咸阳市双照农民。

1997年4月15日初诊：患者主诉右胁痛腹胀月余，加剧1周。伴有纳差气短，困倦乏力，夜不能寐，小便量少。查腹部胀满，按之如囊裹水。B超提示肝癌，大量腹水。舌淡红苔白腻，脉弦滑。病属臌胀，治以健脾利水、消胀除满。方用王氏消臌灵：白术20g，薏苡仁30g，大腹皮6g，桑白皮9g，茯苓皮9g，陈皮9g，槟榔10g，川椒9g，吴茱萸3g，木香6g，香附12g，丹参30g。3剂，水煎服。

1997年4月20日二诊：服药3剂，尿量大增，腹胀减轻，纳谷增进，但腹水仍在，胸腹胀满，牙龈出血，口臭，肝掌，蜘蛛痣明显，大便溏，舌淡红苔白，脉弦滑，拟两调肝脾法，方用逍遥散加味：丹参30g，郁金9g，三七6g（打粉），柴胡6g，白芍15g，茵陈9g，炒麦芽15g，白术20g，茯苓15g，白花蛇舌草15g，厚朴9g，白茅根30g。6剂，水煎服，同时嘱服大黄䗪虫丸每日1次，每次5粒。

1997年5月2日三诊：诸症尚可，小便量增多，纳可，腹胀消失，出血减少，大便成形，查腹水明显消退，舌淡红苔白，脉弦。效不更方，上方加鳖甲15g（先煎）、莪术6g，继进6剂。继守原方，稍事变更。坚持服药半年之后，B超查腹水消失，肝功正常，患者精神转佳，纳谷增进，大便正常，小便通畅，用香砂六君子汤以善其后。

患者可做轻体力劳动，追访至2000年，患者因意外而逝。

按：此案患者年事已高，腹水严重，胸闷气短，腹胀症状显著。本着急则治其标之原则，用王氏消臌灵而初步获效，后两调肝脾，健脾疏肝，利水活血，软坚散结，同时坚持服用大黄䗪虫丸，终使痼疾转危为安。此类患者年龄越轻，一般预后越好。

四、恢复期调理脾胃以善其后

若经过积极治疗，患者症状消失，肝功能正常，乙型肝炎表面抗原转阴，甚至产生乙型肝炎表面抗体，则进入恢复期。此期患者症状虽已治愈，但若未产生乙型肝炎表面抗体，则病情尚未稳定，常会反复。而且此时脾胃功能刚恢复正常，容易发生食复，故此期着重调理脾胃，稍佐解毒，以善其后。方用香砂六君子汤化裁：茯苓、党参、白术、炙甘草、陈皮、香附、白花蛇舌草、砂仁等。

临床上肝病的各期不是截然分开的，调理脾胃、扶持正气是贯穿始终之法，而清热解毒亦不可少。中医辨证施治与辨病用药相结合，不仅能消除症状，还可使一些患者的乙型肝炎表面抗原转阴，产生乙型肝炎表面抗体，坚持治疗，可获良效。

总之，对于肝病的治疗，应抓紧初期，此时症状明显，表现突出，只要辨证准确，用药合理，医患之间紧密配合，注意饮食，适当休息，多易治，且预后良好，乙型肝炎表面抗原转阴的可能性大。中期个别体检查出乙型肝炎表面抗原阳性，自觉症状不明显，有些甚至没有任何临床症状，一般不易转阴。后期多为本虚标实，形成虚实夹杂之势，多属于西医之肝硬化、中医之积聚臌胀，治疗应照顾脾胃，制肝健脾，切忌行气利水太过，只要早发现早治疗，往往疗效较满意。正如《格致余论》中论臌胀所言："此病之起，或三五年，或十余年，根深矣，势笃矣。欲求速效，自求祸耳。"又云:"医不察起于虚,急于作效,衒能希赏。病者苦于胀急,喜行利药以求一时之快。不知宽得一日半日,其肿益甚,病邪甚矣,真气伤矣,去死不远!"故治此证必须"和肝补脾,殊为切当"。在中成药的应用方面,以大黄䗪虫丸、香砂六君丸、逍遥丸等化瘀消癥、健脾疏肝,往往收效较好。

头　痛

气虚头痛

临床表现：头痛绵绵，经久不愈，体倦乏力，过劳则甚，食欲不振，气短，舌淡苔白，脉沉无力。

王正宇教授典型医案：王某，男，47岁，岐山县浦桥乡鲁家庄人，就诊于1952年冬。患者头痛年余，连绵不断，劳累之后加重，细究病因，是因为工作繁忙，夜以继日。初起尚轻，休息即止，后每日隐痛，劳累更甚，每日服头痛粉，始有效，后服乏效。痛时伴发热、倦怠乏力、不耐劳作、劳则汗出、食欲不振、便溏，观其面色㿠白无华，舌淡苔白，脉洪而虚。证属脾胃气虚，清阳不升，治宜健脾益气、升阳止痛。处方：黄芪30g，党参20g，当归12g，陈皮10g，升麻6g，柴胡6g，白术12g，川芎10g，甘草6g。3剂，水煎服。患者服3剂之后，头痛诸症大减，饮食增进，精神极佳，又按原方自取3剂，服后头痛痊愈，发热亦除，后工作繁忙时亦未发作。

按：此案为劳伤脾胃，脾胃气虚，化源匮乏，气血不能上荣于头，乃为头痛，此属"不荣则痛"，甚者可见气虚发热诸症。李东垣云："内伤脾胃，乃伤其气；风寒外感，乃伤其形。伤其外为有余，有余者泻之；伤其内为不足，不足者补之。"又云："惟当以辛甘温补之，补其中，升其阳，甘寒以泻其火则愈。"其引《内经》"劳者温之，损者益之"及"温能除大热"之言，认为："大忌苦寒之药损其脾胃。"此案紧扣劳伤脾胃之病机，方用补中益气汤加川芎，选方正确，加减到位，因川芎辛温，为血中之气药，能上达头目，下通血海，故为头痛的首选药物。正如《医学传心录》云："头疼必须用川芎，不愈各加引经药。"故取效甚捷。

阴虚头痛

临床表现：头痛如空，时而眩晕，常伴腰膝酸软、耳鸣失聪，舌红脉细。

王正宇教授典型医案：鲁某，女，25岁，西安交通大学教师。

1974年10月12日初诊。主诉：头痛伴颜面肿胀年余。患者多方求治乏效，伴有脱发，头晕耳鸣，失眠，手足麻木，易于出汗，下午4时抽搐，平时血压偏低，舌红无苔，脉细数。证属阴虚火旺，治宜滋阴降火、通络止痛。处方：熟地黄24g，山药15g，山茱萸9g，云苓12g，牡丹皮9g，泽泻9g，牛膝6g，木瓜6g，知母6g，肉桂3g。4剂，水煎服。

10月16日二诊：患者服药4剂，头不痛，颜面肿势大减，抽搐已止，但手仍发麻，睡眠差，舌红少苔，脉细数。调方如下：熟地黄24g，山药15g，山茱萸9g，云苓12g，牡丹皮9g，泽泻9g，制首乌15g，首乌藤15g，柏子仁12g，柴胡6g，白芍9g，五味子9g，炒枣仁15g。8剂，水煎服。

10月25日三诊：患者服上方后，诸症向愈，唯觉夜寐多梦，舌红少苔，脉弦细，要求调方以善其后。处方：熟地黄24g，山药15g，山茱萸9g，云苓12g，泽泻9g，首乌藤15g，柏子仁12g，五味子12g，白芍12g，生龙骨、生牡蛎各20g（先煎）。6剂，水煎服。服药后，诸症痊愈。

按：阴虚火旺所致头痛，为临床又一型。本案阴虚之证明显，方用景岳滋阴八味丸化裁以滋阴降火，妙用肉桂少许，意不在助火，而在乎微微生火，阳中求阴，则阴得阳升而泉源不竭。正如景岳所云："善补阳者，必于阴中求阳，则阳得阴助而生化无穷；善补阴者，必于阳中求阴，则阴得阳升而泉源不竭。"另外，肉桂还有引火归原之用，惟用量宜少。

肝郁头痛

临床表现：头痛久治不愈，痛以太阳穴为甚，呈阵发性发作，头痛常与精神情志密切相关，伴有胸胁胀痛，舌红，脉弦。此型以女性多见。

王正宇教授典型医案：卢某，女，32岁，定边县。

1972年11月来诊。患者自述左侧偏头痛10余年，呈阵发性，以夜间睡眠时发作为主，伴胁痛，手心发热，月经提前，头发脱落，头皮屑多，舌红少苔，脉弦细数。西医诊断为血管性头痛，中医辨证属肝郁化火，治宜疏肝解郁、泻火止痛。处方：焦山栀9g，牡丹皮9g，柴胡9g，白芍12g，当归12g，白术12g，丹参12g，川芎10g，钩藤9g，天麻12g，茯苓15g，薄荷6g（后下），陈皮9g，蔓荆子10g，6剂，水煎服。

12月20日二诊：患者服药后月经正常，头部疼痛大减，夜间睡眠好，但脱发、头屑如故，舌淡苔薄白，脉弦细。调方如下：制首乌15g，生地黄15g，牡丹皮9g，白芍9g，当归15g，丹参15g，川芎15g，夏枯草12g，天麻12g，蔓荆子9g，钩藤9g，白蒺藜6g，炙甘草6g。6剂，水煎服。上方先后服20余剂，诸症告愈。

按：肝郁头痛在临床上并不少见，患者多为中年妇女，且常伴月经先期，发病常常与情志变化密切相关。本案由肝郁日久，化火伤阴所致。方用丹栀逍遥散加减，既能疏肝健脾，又能调和气血，切合病机，不专治头痛而多年头痛自愈。患者脱发、头屑亦由肝郁化火伤阴所致，故在方中加入首乌、当归、白蒺藜等以滋养阴血、祛风，使发得血养，则脱发头屑自愈。方中川芎为治疗头痛的要药，能上达巅顶，下通血海，用药时可逐渐加大用量，以收活血化瘀、通络止痛之功。

头痛为临床自觉症状，是一种常见病、多发病。以上所选王正宇先生的数个医案，各有其特点和代表性，辨证准确，紧扣病因病机，选方精当，用药灵活，故多有立竿见影之效。可见临证并不在于出奇制胜，而在于辨证准确，处方又要恰到好处。王正宇先生在药物剂量方面也有独特见解，值得吾辈继承。不难看出，王正宇先生读书广泛，临证组方遣药之妙，值得同道及后学者学习。

阳虚头痛

临床表现：头痛绵绵，平素畏寒怕冷，精神萎靡不振，大便偏溏，舌淡胖苔薄白，脉沉细无力。

【医案】

陈某，女，38岁，咸阳市某厂职工。

2007年8月11日初诊：头痛3年余，以前额为甚。伴有不寐，平素畏寒怕冷，头痛时伴有眩晕，且有口苦，心情烦躁，心悸不已，下肢乏力，时时欲吐，大便正常，舌淡体胖苔白，脉沉细。

诊断：头痛。

辨证：阳虚头痛，兼有肝郁。

治法：温阳理气，解郁止痛。

处方：逍遥散合桂枝汤加减。桂枝12g，炒白芍20g，柴胡12g，当归15g，炒白术20g，茯神30g，生龙骨30g（先煎），炒枣仁20g，白芷10g，合欢皮10g，生姜5片，藿香10g，黄芩炭10g，焦三仙各15g。7剂，水煎服，每日1剂，分2次服下。

2007年8月22日二诊：患者头痛减轻，夜寐稍有好转，畏寒改善，纳谷不香，口苦减轻，但心悸、欲吐之症仍有，浑身疼痛，大便正常，每日1次。舌淡胖，苔白腻，脉沉细。以上方加味。

处方：桂枝12g，炒白芍20g，柴胡12g，炒白术20g，当归15g，川芎10g，白芷15g，藿香10g，生姜3片，茯神30g，炒枣仁20g，生龙骨30g（先煎），黄芩炭10g，怀牛膝10g，焦三仙各15g。7剂，水煎服，每日1剂，分2次温服。

2007年8月29日三诊：患者头已不痛，但觉头前昏蒙，畏寒消失，自觉身体温暖，纳谷正常，夜寐较前大有改善，但口苦、心悸、欲吐仍在，舌淡苔白，脉缓。

处方：生脉散合小柴胡汤加味。党参20g，麦冬12g，五味子12g，柴胡12g，黄芩炭10g，姜半夏15g，茯神30g，生龙骨30g（先煎），白芷12g，藿香10g。7剂，水煎服，每日1剂，分2次服下。

2007年9月8日四诊：患者自诉服上方后，诸症皆愈。现夜寐安静，纳谷香甜，心情舒畅，大便正常，每日1次，舌淡苔白，脉缓有力。患者告知病已痊愈，拟以上方加减善其后。

处方：党参20g，麦冬12g，五味子12g，柴胡12g，黄芩炭10g，姜半夏15g，生姜3片，茯神30g，焦三仙各15g。

按：头痛为临床常见的病症，但阳虚头痛在临床上并不多见。头为"清阳之府"，又为髓海之所在，处于人体最高位，五脏精华、六腑清阳皆上注于头，手足三阳经亦上会于头，故头为"诸阳之会"。阳虚头痛盖因阳气亏虚，失于鼓动，气血运行不畅，不通则痛；阳虚失于升举清阳，神窍失养，不荣则痛。本例头痛3

年，缠绵难愈，究其原因，在于阳气亏虚，失于鼓动、升举。且患者兼有情志不宁、气机不畅等肝郁之征，故拟逍遥散合桂枝汤，二方共举温阳理气解郁之效，使阳气得运，清阳得升，清窍得以充养，气机得以调畅，则病苦自除。本案四诊而解患者3年之苦，可见，只要辨证准确，可每获制胜奇效。

眩　晕

王氏防眩晕汤是王正宇先生的经验方，临床用于治疗眩晕，只要辨证准确，化裁灵活，往往能取得满意疗效，现介绍如下。

组成：党参、半夏、川芎、山茱萸、天麻、当归各9g，白芍、白术、熟地黄各10g，陈皮3g。

功用：益气养血，滋肾平肝，燥湿祛痰，和胃降逆。

主治：眩晕证，尤以气血不足，脑失所养，以及脾胃不足，痰湿阻滞，伴有恶心、呕吐的眩晕证为主。

选取典型医案列举如下。

【医案1】

左某，男，48岁，咸阳交通局干部。

1981年9月2日初诊，患者眩晕2周，晨起即感眩晕欲倒，静卧则减轻，起则恶心呕吐，闭目自觉屋内之物旋转不定，如坐舟车，即去某职工医院诊治，确诊为梅尼埃综合征，经用维生素B$_6$、维生素C、谷维素口服，葡萄糖静脉注射、溴米那普鲁卡因肌内注射（量不详）2周后，疗效不佳，故求中医诊治。患者静卧床上，双目紧闭，诉自觉房床转动不已，坐起即呕吐不止，3日来未曾进食，伴困倦乏力、咳嗽痰多、胸部胀闷不舒、心悸，观其形体肥胖、面色苍白无华，舌淡苔白，舌体胖大，脉滑。

辨证：痰湿阻滞，胆胃不和。

治法：燥湿化痰，和胃降逆，佐以补益气血。

处方：半夏15g，白术20g，天麻9g，茯苓20g，陈皮10g，当归9g，川芎9g，熟地黄9g，藿香6g，党参12g。3剂，水煎服。

1981年9月5日二诊：患者服上药3剂后，诸症大减，且能坐起进食，精神转佳。但下肢酸软，仍不能起动，动则眩晕，舌淡苔白体胖，脉滑。仍以上方化裁，调方如下：半夏12g，白术15g，云苓15g，陈皮10g，山茱萸9g，熟地黄9g，当归9g，白芍9g，川芎6g。6剂，水煎服。

1981年9月12日三诊：患者服完药后，其证十去七矣，已能下床活动，不再眩晕，饮食增加，寐已安稳，要求调方以巩固疗效，以防眩汤原方10剂为丸服之。后已退休在家，眩晕再未发生，精神尚好。

【医案2】

雷某，女，40岁，陕西中医学院教师。

1980年7月2日初诊：患者晨起即感眩晕，下床昏倒，家人来求诊。查血压90/68mmHg，静脉注射50%葡萄糖40mL、维生素C 2g、维生素B₆100mg，口服谷维素，症状有所缓解。中午又眩晕不止，且伴恶心呕吐、头昏胀、耳鸣、不欲饮食、食则恶心。患者素体尚可，大便干燥，舌红苔白，脉细。证属气血不足，肝肾亏虚，胃气不降。治宜补益气血、滋补肝肾，佐以和胃降逆。处方：王氏防眩晕汤原方加生石决明15g（先煎）、丹参9g、黄芩10g，嘱服3剂，水煎服。

1980年7月6日二诊：服上药3剂后，眩晕减轻，仍有呕恶及头胀之感，上方去熟地黄，加藿香10g以芳香化浊、和中止呕，继服6剂而告愈。

按：以上两例医案，均属眩晕之证，即西医所谓之梅尼埃综合征或低血压，但临床表现各具特点：案1以气血不足为本，痰湿阻滞为标，故用防眩汤重用参术四物而愈。案2以痰湿阻滞为盛，兼有气血不足，用防眩汤合二陈汤而获效。

从上述医案不难看出，眩晕一证，历代医家论述颇多，但不外风、痰、虚，总以本虚标实为特点，其中以虚证居多，正如《景岳全书·眩晕》中指出："眩晕一证，虚者居其八九，而兼火兼痰者不过十中一二耳。"强调了"无虚不作眩"，在治疗上认为"当以治虚为主，而酌兼其标"。防眩汤中四物汤养血活血，参术健脾益气，山茱萸固肾，天麻息风平肝，半夏、陈皮燥湿化痰，诸药配伍，共奏养血益气、健脾固肾、祛痰息风之效。

本方以补为主，补中寓泻，熔补泻为一炉，实践证明确实为治疗眩晕之良方，临床应用此方要灵活化裁。如果为痰浊中阻，上扰清阳之眩晕，则以原方合二陈汤；若为肝阳上亢之眩晕，则以原方加生石决明、黄芩、夏枯草；若为肾精亏虚，伴腰膝酸软、遗精之眩晕，则以原方合六味地黄丸；若为高血压眩晕，收缩压偏高者加入生白芍、生龙骨、生牡蛎、夏枯草，舒张压偏高者，加薏苡仁、葛根、丹参。本方毕竟偏于补益气血、燥湿祛痰，故临床上与气血不足及痰湿阻滞所致之眩晕较为合拍。

瘿 病

瘿病，相当于西医学的单纯性甲状腺肿、结节性甲状腺肿和甲状腺腺瘤伴有甲状腺功能亢进。瘿病不同证候的临床表现各有其特点，但以眼球突出、手臂震颤、情绪烦躁、心悸、自汗为主，其病因病机以肝郁气滞为本，痰浊阻滞为标，治疗重用柴胡、香附、郁金疏肝解郁，配以玄参、牡蛎、海藻、昆布、黄药子化痰、消肿、散结，佐以白芍、柏子仁养阴、敛汗、安神，诸药合用，并予以耐心开导，使患者平时保持心情愉快，配合治疗，以收全效。王正宇、王焕生父子皆擅长治疗瘿病，详述如下。

【王正宇甲亢汤治疗瘿病经验介绍】

王正宇先生精通医理，擅长治疗内科杂病，于内外妇儿均有研究，现介绍王正宇先生自拟方甲亢汤治疗瘿病经验，以窥一斑。

甲亢汤药物组成：柴胡6g，香附9g，郁金9g，浙贝母9g，连翘9g，生地黄、玄参、白芍、牡蛎（先煎）、柏子仁、黄药子（先煎）、海藻、昆布各15g，夏枯草12g。

功效：疏肝理气，化痰消肿。

主治：瘿病，尤宜于气瘿、肉瘿。该病主要表现为颈前喉结双侧或一侧漫肿，边界不清、皮色不变、质软不痛，与情绪密切相关，喜消怒长，病程缠绵。肿块呈半球形或卵圆形，质地坚实，表面光滑，按之不痛，可随吞咽动作而上下移动。病情发展缓慢，且难以消散，亦不溃破。有时伴有胸闷不舒、烦躁易怒、心悸、突眼、易汗、月经紊乱、手足震颤、消谷善饥、形体消瘦，舌淡红，苔薄白或薄黄，脉弦滑或弦数。

【医案】

诊断：突眼瘿（甲状腺瘤并发甲状腺功能亢进）

刘某，男，39岁，岐山县人。

1975年7月10日初诊。患者因眼球突出、性情急躁、心悸失眠、手足震颤，曾于1972年1月在西安某附属医院做甲状腺瘤（并发甲状腺功能亢进）手术。术后3年内一切正常，3年后经常感到胸闷气短，头昏，纳差，神疲乏力，心悸多汗，烦躁易怒，喉部发憋。舌淡苔薄腻，脉弦细。

辨证：痰气互结之突眼瘿。

治法：疏肝理气，化痰解郁。

处方：甲亢汤加减。柴胡6g，郁金9g，香附9g，陈皮9g，白术12g，玄参12g，白芍15g，牡蛎15g（先煎），柏子仁15g，黄药子15g（先煎），海藻15g，昆布15g，夏枯草12g，浙贝母9g（先煎）。6剂，水煎服。

二诊：患者服上方后，情绪平稳，精神转佳，食欲渐增，心悸多汗已除，其他症状亦有减轻，但仍有胸闷气短，咽喉不利，舌淡，脉弦滑。上方去白术、白芍、柏子仁、夏枯草、浙贝母，加枳壳12g、半夏12g、百合15g、山豆根12g，连服12剂，诸症悉除。

【王正宇甲亢汤治疗瘿病发挥】

王正宇教授认为，本病的发生与水土、情志有关，正如《诸病源候论》所说："瘿者，由忧恚气结所生，亦曰饮沙水，沙随气入于脉，搏颈下而成之。"其病因病机主要在于水土不和，七情内伤，以及正气不足，外邪入侵，导致经络、脏腑功能失调，引起气滞、血瘀、痰浊相互交结，聚于颈部而发本病。治法上宜疏肝解郁、软坚散结、化痰消肿，佐以养心安神、柔肝敛阴。故王正宇教授自拟甲亢汤，方中用柴胡、香附、郁金疏肝解郁；玄参、牡蛎、生地黄、浙贝母养阴软坚、化痰散结；海藻、昆布、夏枯草、连翘清热软坚、散结消瘿；柏子仁养心安神以治心悸；白芍养血柔肝以除手颤。黄药子是治疗瘿瘤的主要药物之一，味苦、辛，性凉，有小毒，《本草纲目》载黄药子"凉血，降火，消瘿，解毒"，《药性论》称其治"项下瘤瘿"，然本品味苦，有泻下作用，久用必引起脾胃虚弱，大便溏泻，临床运用时应佐以健脾强胃之品，以防损伤脾胃。现代药理发现黄药子可导致肝损伤，注意使用剂量，并定时复查肝功能。全方集疏肝解郁、软坚散结、化痰消肿、柔肝敛阴、养心安神于一体，是治疗瘿病的有效方剂，特予以介绍推荐。甲亢汤的组成、功效及主治同前，此处不再赘述。兹列4例医案于后。

【医案1】

王某，女，27岁，陕西乾县梁村人，1995年秋求诊，患者眼球突出如金鱼眼，双侧颈项肿胀，两臂平举则震颤不止，心悸，气短，声音嘶哑，不能下地劳动，舌淡红，苔薄白，脉象弦数有力。

诊断：突眼瘿（甲状腺瘤并发甲状腺功能亢进）。

治法：疏肝解郁，化痰消肿。

处方：甲亢汤加减。柴胡12g，郁金15g，醋香附12g，玄参15g，白芍15g，生牡蛎20g（先煎），柏子仁15g，黄药子15g（先煎），海藻15g，昆布15g。6剂，水煎服。

二诊：患者服上药之后，心悸气短减轻，手臂震颤缓解，但仍眼球突出，颈项肿胀，脉舌同前，效不更方，上方加夏枯草9g、浙贝母9g（先煎），连服40余剂，诸症大减，已能下地劳作而告愈。

【医案2】

金某，男，45岁，岐山县祝家庄人。1993年9月初诊，患者头目昏晕，颈项两侧漫肿，边界不清，皮色如常，喜消怒长，质软不痛，伴有胸部胀闷不舒，心慌手颤，声音嘶哑，舌红，脉弦数。

诊断：气瘿（单纯性甲状腺肿）。

治法：疏肝解郁，化痰消瘿。

处方：甲亢汤加减。玄参12g，生牡蛎30g（先煎），夏枯草15g，生地黄12g，赤芍12，玄参12g，连翘15g，浙贝母15g（先煎），海藻9g，昆布12g，黄药子12g（先煎），醋香附15g，郁金12g，柴胡9g。8剂，水煎服。

9月26日二诊：患者连服上方8剂，头已不晕，瘿瘤大为缩小，在原方基础上加桔梗9g。

患者先后共服药50余剂，瘿瘤消失，诸症告愈。

【医案3】

孙某，男，46岁，山西人。

2002年6月23日以心悸、胸闷就诊。症见双眼外凸，自诉心慌，惴惴不安，难以自持，肢体震颤，饮食亢进，日进1kg食物犹觉腹中空空，颈前肿块大小可随情志变化，触之柔软，舌红苔薄白，脉弦数有力。

辨证：肝郁痰凝。

治法：疏肝解郁，消痰软坚。

处方：甲亢汤加减。柴胡6g，郁金9g，香附10g，生地黄15g，玄参15g，浙贝母15g（先煎），白芍12g，生牡蛎20g（先煎），柏子仁15g，黄药子12g（先煎），海藻15g，昆布15g，夏枯草15g。7剂，水煎服，以观后效。

2002年6月29日二诊：患者服上方后，心悸胸闷减轻，手臂震颤缓解，饮食减量，眼球仍凸，大便稀溏，舌脉同前。效不更方，予以上方加炒白术20g。后连服80余剂，诸症消失，查三碘甲腺原氨酸（T_3）、甲状腺素（T_4）正常，病愈。病愈后电话回访，再未复发。

【医案4】

时某，男，35岁，工人。

2010年1月4日初诊：饮食亢进，四肢颤抖半年余。患者自述半年来进行性饮食亢进，常觉腹中空空，食后易饥，但身体日渐消瘦，心悸烦躁，惶惶不安。汗出，夜寐不宁。触诊：颈面肿块，质软，随吞咽上下移动，舌淡苔薄黄，脉弦有力。西医检查：血清游离T_3（FT_3）10.9，血清游离T_4（FT_4）51.5，三碘甲腺原氨酸（T_3）4.46，甲状腺素（T_4）168.0。

诊断：突眼瘿。

辨证：肝郁气滞。

治法：疏肝解郁，散结消瘿。

处方：甲亢汤合生脉散加味。柴胡12g，黄药子6g（先煎），海带15g，昆布15g，海藻15g，玄参15g，生牡蛎30g（先煎），浙贝母15g（先煎），生地黄12g，生白芍20g，夏枯草15g，党参20g，五味子15g，麦冬12g，柏子仁10g。共7剂，每日1剂，分2次服下，以观后效。

2010年1月11日二诊：患者肢体震颤减轻，饮食稍减，汗出仅在劳作后出现，舌淡苔薄黄，脉弦。效不更方，继以上方处之，7剂水煎服。其后又以此方加减共服21剂，诸症皆匿，查T_3、T_4

均明显下降。后因患者工作调动，故未继续就诊。

按：上四例瘿病属于中医瘿病中的气瘿，由肝郁气滞，津停痰凝所致，所以临床表现以气机不畅和痰凝包块为主，治疗上当以疏肝理气、调畅气机为主，配以散结消瘿，标本同治则病症自除。甲亢汤可疏肝化痰、滋肝息风，故用之效果显著。组方之中有两大精妙之处，一则合消瘰丸以散结消瘿，标本同治。二则配伍柏子仁以养心安神，又利用柏子仁和生地黄滋腻碍胃的作用，以减少饮食。

水 肿

湿热内蕴

杨某，63岁，大荔人。

2009年12月16日初诊：下肢浮肿30余年。患者颜面浮肿，晨起尤甚，平素畏寒怕冷，易于感冒，纳谷正常，口涩口苦，口中黏腻，夜寐安静，在某医院做B超及尿常规检查，结果为：肾囊肿，尿蛋白（+++）。伴有腰痛，小便通畅但色黄，舌暗苔黄腻，脉细。

诊断：水肿。

辨证：湿热内蕴。

治法：清热利湿，利水消肿。

处方：黄芪30g，茯苓15g，猪苓15g，泽泻15g，大蓟15g，小蓟15g，石韦15g，土茯苓15g，益母草20g，白茅根20g，鱼腥草10g，板蓝根15g，焦杜仲15g，黄芩炭10g，三七7g（打粉），麻黄6g，连翘15g，赤小豆15g，桑白皮10g。7剂，水煎服，每日1剂，分2次服下，以观后效。

2009年12月23日二诊：患者下肢水肿稍减，颜面浮肿未现，小便通畅，口舌生疮，口微苦，大便干结，3日一行，舌红苔黄腻，脉滑。

处方：黄芪30g，茯苓15g，猪苓15g，泽泻15g，大蓟15g，小蓟15g，石韦15g，土茯苓15g，益母草20g，白茅根20g，黄芩炭10g，板蓝根15g，连翘15g，鱼腥草15g，茜草10g，车前子10g（包煎）。7剂，水煎服，每日1剂，分2次服下。

2010年1月13日三诊：患者口疮仍现，小便通畅、色黄，腿肿较前改善，大便正常，每日1次，舌红苔黄，脉细。

药用：黄芪30g，茯苓15g，猪苓15g，泽泻15g，大蓟15g，小蓟15g，石韦15g，土茯苓15g，益母草20g，白茅根20g，黄芩炭10g，板蓝根15g，连翘15g，鱼腥草15g，茜草10g，车前子10g（包煎），三七7g（打粉）。7剂，水煎服，每日1剂，分2次服下。

2010年1月20日四诊：患者口疮痊愈，小便通畅，但小便后有灼热感，大便正常，舌红苔黄，脉细。

处方：黄芪30g，茯苓15g，猪苓15g，泽泻15g，大蓟15g，小蓟15g，石韦15g，土茯苓15g，益母草20g，连翘15g，白茅根20g，黄芩炭10g，板蓝根15g，鱼腥草15g，车前子10g（包煎），三七7g（打粉）。7剂，水煎服，每日1剂，分2次服下。

其间进行尿检，蛋白质（±）。

按：水肿为临床常见病，此病例相当于西医的慢性肾炎，西医治疗以激素疗法为主，但不良反应大。中药以猪苓汤加减，配伍清热利尿、凉血止血之品，方中使用连翘，以畅通三焦，通上彻下，清热利湿而不伤正，使湿热得消，水湿得利，而水肿自除。

肺失通调

杨某，女，40岁。

2010年3月24日初诊。

主诉：下肢浮肿3年余，加重1月。

患者自述因感冒引起下肢浮肿不舒，按之凹陷，颜面浮肿，晨起尤甚，微恶风，夜寐不安，月经量少，纳谷正常，大便正常，每日1次。舌尖红苔白，脉细。

诊断：水肿。

治法：宣肺利水。

处方：麻黄连翘赤小豆汤合五苓散加味。麻黄6g，连翘15g，赤小豆20g，桑白皮15g，茯苓15g，猪苓15g，泽泻15g，桂枝10g，生白术20g，熟地黄12g，当归15g，川芎10g，茯神30g，枣仁15g。7剂，水煎服，每日1剂，分2次服下。

2010年3月31日二诊：患者下肢及颜面水肿消退，夜寐改善，周身不舒改善，大便正常，每日1次，舌淡红苔薄白，脉细。拟以上方加味，以巩固疗效。

按：水肿为临床常见病、多发病，其发病常与肺脾肾三脏密切相关，若三脏功能失司，则水液失于输布，不循常道而泛溢肌肤，发为水肿。临床常将水肿分为阴水、阳水两大类，阳水常以上半身水肿为主，尤其以颜面为重；阴水常以下半身水肿为主。症状有殊，分型有别，则治疗有异。本案患者颜面浮肿，晨起尤甚，证属阳水，盖因肺失宣降，气机失畅，水道失于通畅所致。方用麻黄连翘赤小豆汤合五苓散加味，麻黄宣肺利水，桂枝助阳化气，方中二药辛温发散，宣发肺气，开启上源以通利水道，暗合提壶揭盖。茯苓、猪苓、泽泻利水渗湿，为开鬼门、洁净府之意。连翘、赤小豆性寒、可通利水道，又可防辛燥伤阴。桑白皮甘寒、利水消肿。全方共奏宣上启下、提壶揭盖之功，使肺气得宣，水道得通，则水湿自除，故能获得显效。

阳虚水泛

张某，男，82岁。

2009年11月6日初诊：一身悉肿，心悸，胸闷气短10余日。患者全身浮肿，下肢尤甚，按之没指，凹陷不起，气喘息高，喘促难卧，动则气喘难续，伴心悸胸闷，四肢厥冷，畏寒怕冷，神疲懒言，面色淡白而虚浮，头项强硬，四肢颤动，眩晕，站立行走难以自持，不进饮食3日，夜寐难安，大便六七日未行，小便量少，舌淡胖苔滑润，脉沉细无力。经测血压135/70mmHg，心电图显示：右心室肥大，心肌缺血。

诊断：水肿（阴水）。

辨证：阳虚水泛证。

病机：脾肾阳虚，水湿泛溢。

治法：温阳利水。

处方：真武汤合五苓散加减。制附子6g（先煎），生白术20g，生白芍20g，茯苓15g，生姜5片，西洋参12g，猪苓15g，泽泻15g，丹参15g，枳实15g，白茅根20g，炒麦芽15g。3剂，开水煎服，每日1剂，分2次温服。

2009年11月9日二诊：患者服上方1剂后，遍身浮肿大减，当日大便1次，尿量增多，顿觉周身轻松，如释重负，腹中顿生饥饿感，纳谷增进，急向家人索食。连服余剂，水肿消退，唯有膝以下微肿。气喘减轻，得以平卧，心悸症状痊愈，精神大增，话多健谈。夜寐安静，眩晕、头强、肢颤症状痊愈，四肢温暖，已能站立做小幅度活动，舌淡苔白润，脉细有力。仍以上方加减。

处方：制附子6g（先煎），生白术20g，生白芍20g，茯苓15g，西洋参12g，猪苓12g，生姜5片，泽泻15g，白茅根20g，丹参30g，瓜蒌12g，枳壳10g，益智仁15g。7剂，开水煎服，每日1剂，分2次服下。

2009年11月16日三诊：患者气喘平息，腿肿消退，唯留足踝微肿，夜寐安静，纳谷正常，精神良好，大便通畅，每日1次，小便正常。舌淡苔白，脉细有力。仍以前方加减。

处方：制附子6g（先煎），生白芍20g，生白术20g，生姜5片，茯苓15g，猪苓12g，泽泻15g，白茅根20g，丹参30g，瓜蒌8g。7剂，开水煎服，每日1剂，分2次服下。

2009年11月23日四诊：患者水肿痊愈，心悸，胸闷气短再未出现，纳谷正常，寐安，大便通畅，每日1次，小便正常，精神良好。能倚杖出门访友、散步，舌淡苔白，脉细有力。患者要求再服药以巩固疗效，遂拟以上方加味，并嘱其注意保暖，预防感冒。

处方：制附子6g（先煎），生白芍20g，生白术20g，生姜5片，茯苓15g，猪苓10g，泽泻15g，白茅根15g，丹参30g，鸡血藤20g，当归15g。7剂，开水煎服，每日1剂，分2次服下。

按：水肿为临床常见病症，盖因水湿不循常道，或水道不通，泛溢肌肤而致。肺为水之上源，能通调水道；脾为水之中洲，能运化水液；肾主水，为水之下源；故水肿之发病多责之于肺、脾、肾三脏。临床上水肿可分为阴水、阳水两大类，阴水之证更与脾肾两脏密切相关。《素问·至真要大论》曰："诸湿肿满，皆属于脾。""诸病水液，澄澈清冷，皆属于寒。"若脾阳失于运化，肾阳失于蒸化，津停水聚，水湿之邪泛溢肌肤，则发水肿。水性趋下，故腰以下肿甚，按之没指。肾阳亏虚，肢体失于温煦，故有形寒畏冷。水气上逆，凌心射肺，则见心悸胸闷，喘逆气短。本例患者初诊之时，由4人挽扶而至，不可撒手，体虚难以自持，几欲倒仆，水肿之甚，按之如泥，凹陷不起，且二便不通。盖阳气亏虚，无力蒸化津液而化尿乏源，故小便短少；阳虚失于温通，阳虚则阴盛，阴寒收引凝滞，则大便不通。"阳气者，精则养神，柔则养筋"，头项强硬，四肢颤抖，责之于阳失温煦，加之水湿浸渍筋肉，则筋肉拘挛瞤动，肢体震颤。而一诊3剂之后，诸症大减，水肿消退，二便皆通，精神大增，食欲增加。及四诊之时，初症皆退，以初诊病情之重，病势之危，大有风烛残年将尽之势，亲属几近绝望，已备后事，而仅历四诊，今竟可倚杖而出行访友，前后相参，俨然判若两人，疗效之显著，令人甚是欣慰，亲属亦是喜出望外。可见对于急危重症，只要辨证准确，对症治疗，即可立竿见影，效如桴鼓。

血 证

血尿

约营煎治疗血尿的经验:约营煎出自《景岳全书·新方八阵》,由生地黄、芍药、甘草、续断、地榆、黄芩、槐花、焦芥穗、乌梅组成,具有清热滋阴、凉血止血之功效,原书记载本方用治血热便血,无论脾胃、小肠、大肠、膀胱等证皆可,尤与酒毒湿热蕴结大肠下血者合拍,王正宇先生每用此方辄获良效。受其教诲,得其旨要,用于血尿证亦收到理想效果。现举数例,以窥一斑。

【医案1】

张某,女,19岁,学生。

1983年4月7日就诊。主诉:肉眼可见血尿1周。伴有小便频数,小便时无疼痛不舒感,腰背酸痛,自觉午后烦热,口渴喜冷饮。1周前曾有咽喉肿痛。舌淡红苔白,脉弦数。证属肾阴内亏、营阴有热,热灼小肠膀胱之络,血热络伤。遂拟滋肾养阴、凉血安络,佐以止血敛血。方用约营煎化裁:生地黄15g,白芍、续断、地榆、白薇各12g,黄芩8g,槐米、墨旱莲、乌梅、地骨皮各10g,炒芥穗、甘草各6g。嘱服3剂。患者服药2剂后,血尿大减,服完3剂,血尿停止,烦热诸症亦减。1985年随访,血尿再未复发。

【医案2】

张某,女,20岁,化验员。

1982年9月18日就诊。患者于感冒之后出现血尿，尿常规示：蛋白质（+++），上皮细胞（++），颗粒管形（++）。发病后曾注射青霉素、链霉素周余，血尿未减，即转中医治疗，服小蓟饮子6剂未见效，同时伴有乏力，腰酸困，舌嫩红苔少，脉象滑数。证属肾阴亏虚。阴虚火旺，灼伤脉络而致血尿。治宜滋阴降火、凉血止血。方用约营煎加入墨旱莲、连翘各10g，生益母草20g，牡丹皮9g。服6剂后，血尿停止，患者为巩固疗效又自取4剂，后再查尿常规，结果示：仅留上皮细胞少许。

体会：血尿之证，多因热蓄肾与膀胱，营阴受扰，血热灼伤络脉所致。约营煎方以生地黄清热凉血滋阴；地榆、黄芩、槐花、炒芥穗凉血止血；芍药、甘草调和肝脾而使之统血藏血；续断固肾补虚；乌梅收敛止血。本方止血中寓以滋阴，凉血中含有补涩，诚乃一治疗血热出血的良方。血热尿血多伴有肾阴亏虚，在原方中加入墨旱莲、生益母草、牡丹皮以增强滋阴补肾、凉血止血功效，故治疗取效迅速。

【医案3】

张某，女，20岁，陕西显像管职工医院。

1982年初诊：患者无任何不适，于感冒之后出现血尿。经化验，尿液红细胞（+++），上皮细胞（++），管型（++），发病之后注射青霉素、链霉素周余，血尿尚存。后经中医治疗，服小蓟饮子6剂，尿如洗肉水色，同时伴有乏力，腰部不适，舌红绛少苔，脉数。

辨证：热斥营血。

治法：养阴清热，凉血止血。

处方：约营煎加减。生地黄12g，芍药15g，甘草6g，续断12g，地榆15g，黄芩15g，槐花15g，焦芥穗12g，乌梅12g，墨旱莲15g。5剂，水煎服，以观后效。

【医案4】

孙某，男，54岁，陕西中医学院员工。

1984年9月12日就诊。主诉：血尿多日。西医予注射庆大霉素、青霉素、链霉素1周余，仍有血尿。患者面色暗黑，少腹部憋胀疼痛，胸部胀闷气短，有高血压、肺气肿病史。先后予以约营煎加入金钱草10g，益母草15g，墨旱莲12g，茜草根6g。服12剂后，无明显效果，遂到西安检查，诊断为膀胱内肿物。

按：血尿因血热所致者，临床习惯用小蓟饮子治疗。然例2用小蓟饮子功效欠佳，后改用约营煎10剂痊愈，说明约营煎治疗阴虚血热之血尿效果更好，但例4说明约营煎对脏器实质性肿瘤所致的血尿效果欠佳。

鼻衄

孙某，男，21岁。

2010年5月10日初诊：患者反复鼻出血15年，加重1年。伴有头晕、疲倦乏力、寐差梦多等症，纳谷正常，大便正常，每日1次，舌红苔薄黄，脉细数有力。

诊断：鼻衄。

辨证：血热炽盛，迫血妄行。

治法：凉血止血。

处方：犀角地黄汤加味。水牛角30g（先煎），生地黄12g，玄参12g，赤芍15g，牡丹皮15g，茜草10g，白茅根20g，仙鹤草15g，茯神15g，焦栀子12g，甘草6g。7剂，水煎服，每日1剂，分2次服下。

2010年5月17日二诊：患者服药期间仅流1次鼻血，头晕、乏力明显改善，病情向愈。拟以上方加味，以巩固疗效。

按：鼻衄属内科血证范畴，分虚实两类，实因火热充斥所致，虚因气虚不摄或阴虚内热所致。患者鼻衄15年，多方求治，观其用方，多为补中、归脾之类，而详审其症，舌红苔薄黄，为内热充斥之征，脉细数有力，为热斥营血之象，故施以温补之剂，更增病情之重。患者反复鼻衄，气随血耗，故感乏力疲倦；热斥营血，内扰心神，故寐差梦多。方拟犀角地黄汤加味，方中水牛角甘寒、清心凉血，心主血脉，喜静而恶热，心火去而血宁；玄参、生地黄滋阴凉血，使泻热而不伤正；叶天士云"入血就恐耗血动血，直须凉血散血"，故以赤芍、牡丹皮凉血散血。全方凉血与散血同用，使热清血宁而无耗血动血之虞，凉血止血而又无病伏留瘀之弊，故施之效如桴鼓。

皮肤病

黧黑斑

关某，女，26岁。

2009年4月12日初诊：鼻根部生斑半年余。面色萎黄，月经量少，四肢冰凉，心情不舒，烦躁易怒，寐差梦多，纳谷尚可，口干，大便干结，每日1次。舌淡苔白，脉细。

辨证：肝郁脾虚。

治法：疏肝健脾，养血消斑。

处方：逍遥散合四物汤加白芷加减。柴胡12g，当归15g，生白芍20g，生白术20g，茯神30g，熟地12g，川芎10g，白芷10g。7剂，每日1剂，分2次服下，以观后效。

2009年4月19日二诊：患者面部斑退，四肢觉温，心情舒畅，寐安，大便正常，舌淡红苔薄白，脉细。拟以上方加味以善其后。

处方：柴胡12g，当归15g，生白芍20g，生白术20g，茯神30g，熟地黄12g，川芎10g，白芷10g，柏子仁10g。共7剂，每日1剂，分2次服下。

按：黧黑斑为临床常见的皮肤病，其诊断并不困难。以斑对称出现，无自觉症状，日晒后加重为特征，常因情志不遂，气血不和，气滞而血行不畅，气血不能上荣于面所致。本例患者正值芳年，面部生斑，爱美心切，心情不舒，忧思焦虑，《素问·举痛论》曰："思则气结。"肝气不舒，则心情烦躁，夜寐不安。脾为后天之本，气血生化之源，而肝气不舒，气机不畅，木不疏土，则脾失运化，无力生化气血以上荣于面，则面色萎黄而现斑；气血不能荣养四肢，则四肢冰凉；气血不能充养胞宫，则月经量少；气血不能润养九窍，则口干、大便干。详审其病机，盖因肝郁脾虚而血虚失养，故处之以逍遥散合四物汤加白芷，共举疏肝理脾、养血消斑之功，方中用白芷为本方点睛之笔，《神农本草经》认为白芷能"长肌肤，润泽，可作面脂"。白芷味辛性温，归阳明经，辛散温通，兼入血分，调畅气血，引药入经，宣通阳明郁滞，使得脾运得健，气血得生，加强全方之功效。本例考虑患者生斑半年，一时难以奏效，但因辨证准确，处方精妙，故一诊而效果明显，诸症皆愈。

乳腺病

逍遥化结丸治疗乳腺增生的临床观察

逍遥化结丸治疗乳腺增生病是陕西省教育厅1995年专项科研基金资助项目，经过近年来临床观察，效果良好，现初步总结报道如下。

1. 药物组成

柴胡、青皮、陈皮、制香附、延胡索、当归、丹参、茯苓、浙贝母、莪术，白芍。上方按药量比例共粉细末，水泛为丸。

功效：疏肝理气，散结止痛，调理冲任，补益肝肾。

2. 临床资料

258例患者，半数以上曾在其他地方接受治疗，并经红外线扫描或钼靶拍片提示为乳腺增生病。其中30岁以下41例，31～40岁161例，41岁以上56例。病程半年以内的35例，半年以上1年以内的82例，1年以上5年以下的119例，5年以上的22例。肝郁痰凝型140例，冲任失调型118例。临床以乳房胀痛及结节或肿块，并与月经周期密切相关为本病诊断要点。不包括单纯性乳痛症患者。本组患者均为女性，多数为双侧性增生，很少伴有乳头溢液现象。

中医辨证分型：根据普通高等教育中医药类规划教材《中医外科学》第六版，乳癖分型。

肝郁痰凝型：多见于青壮年妇女。乳房肿块随喜怒消长，伴有胸闷胁胀、善郁易怒、失眠多梦、心烦口苦等症，舌苔薄黄，脉弦数。

冲任失调型：多见于中年妇女。乳房肿块月经前加重，经后缓减。伴有腰酸乏力、神疲倦怠，月经失调、量少色淡，或闭经。舌淡苔白，脉沉细。

治疗方法：月经期过后开始服药，每日3次，每次10丸，饭后开水冲服，经期停药。3周为1个疗程，一般3个疗程停药。

3．疗效标准

根据中华全国中医学会外科分会1987年年会标准，本病痊愈标准为：乳房疼痛及肿块消失，其他伴随症状亦消失，停药3个月不复发；显效：肿块最大直径缩小1/2以上，乳痛及其伴随症状多数消失；有效：肿块最大直径缩小不足1/2，乳痛或伴随症状减轻，或肿块缩小1/2以下，乳痛及伴随症状未减轻；无效：肿块不缩小，或反而增大变硬者，单纯乳痛缓解，而肿块不缩小。

4．治疗效果

本组258例，其中痊愈95例，占36.82%；显效84例，占32.56%；有效60例，占23.26%；无效19例，占7.36%，总有效率为92.64%。肝郁痰凝型和冲任失调型疗效情况详见表2。

表2　肝郁痰凝型和冲任失调型疗效情况

分型	例数	痊愈	显效	有效	无效	有效率
肝郁痰凝型	140	50（35.71%）	48（34.29%）	33（23.57%）	9（6.43%）	93.57%
冲任失调型	118	45（38.14%）	36（30.51%）	27（22.88%）	10（8.47%）	91.53%
合计	258	95（36.82%）	84（32.56)%	60（23.26%）	19（7.36%）	92.64%

从上表中可以看出，逍遥化结丸对中医辨证属肝郁痰凝型的乳腺增生的治愈率为35.71%，总有效率为93.57%；属冲任失调型

的乳腺增生治愈率为38.14%，总有效率为91.53%。

5．典型医案

王某，女，33岁，白水县尧禾镇农村妇女。

1997年3月27日初诊。主诉：双侧乳房内肿块伴疼痛半年，经期加重，疼痛累及肩背，影响劳动和休息。伴有月经不调、心烦易怒、少食乏力等。局部检查：双侧乳房外上外下象限可触及多个大小不等、厚薄不均、软硬不一的片状肿块，触痛明显，与表皮无粘连，双侧腋下淋巴结未扪及。经红外线扫描提示双侧乳腺增生。舌淡红苔薄白，脉弦细。诊断：乳腺增生，辨证：冲任失调型。针对患者担心癌变的忧虑做了必要的解释工作，使其减轻思想负担。患者遵医嘱服用逍遥化结丸3个疗程，于1997年9月8日前来复诊：疼痛、肿块消失，月经正常，情志舒畅，食欲增加，夜卧安宁，病告痊愈。

6．讨论

乳腺增生是一种既非炎症又非肿瘤的疾病，是30～40岁妇女的多发病、常见病。以乳房疼痛和乳房内出现肿块为主要症状，具有发展缓慢、病程长、肿块不易消散的特点。多数专家认为本病的发生与卵巢功能失调有关。所以，乳腺增生引起的一系列临床症状与月经周期有密切的关系。本病属于中医学乳癖范畴，但没有对应的确切病名。该病主要病因病机为肝郁痰凝，冲任失调，肝肾不足。肝郁为标，肾虚为本，是一种本虚标实类的疾病。由于郁怒伤肝，肝失条达，思虑伤脾，脾失健运，导致气滞痰凝，积聚乳络而成结块。从经脉循行而言，冲脉为血海，任脉主胞胎，冲任二脉隶属于肝肾，二经循腹上行止于胸中；足厥阴肝经上膈布胸胁，绕乳头而行；足少阴肾经与乳房相连。冲任失调，肝肾不足，气血运行失常，痰湿内聚，乳络失养而易发本病。

逍遥化结丸以柴胡、青皮、香附、延胡索疏肝解郁、理气止痛；以当归、丹参、白芍、茯苓调理冲任、补益肝肾；以浙贝母、莪术、陈皮消肿散结。经过长期临床观察，该药除治疗乳腺增生外，还可开胃提神，散郁调经，且有调节人体免疫功能的作用。在止痛和散结方面，该药效果优于目前市售同类药物，并克服了同类药物长期服用影响消化系统功能的弊端，患者乐于接受。另外，关于逍遥化结丸在预防方面的作用，即降低乳腺增生发病率和降低乳腺增生癌变率，还需要做大量的工作，有待于进一步研究总结。

男性病

男子不射精症

王某，男，28岁，农民。1987冬初诊，患者主诉：结婚3年未曾生育。妇科检查显示其妻子发育良好，月经正常；患者身体强壮，性欲旺盛，阴茎勃起坚挺，但性交时不射精，性交后1小时左右精液自动流出，化验精子成活率及活动性均在正常范围。曾先后四处求医，诊为男子不射精症。有医者按肾虚治疗，予以肾气丸及男宝胶囊3月，但患者仍不射精，时有小腹及睾丸硬痛，前医予服龙胆泻肝汤，仍不见效。经介绍来王焕生处诊治。患者身体强壮，面色红润，食欲旺盛，性欲旺盛，但性交时不射精，性交后精液自行流出、阴茎变软，观所有精液化验均在正常值范围。患者自述曾有外阴受伤史，脉象弦涩不畅。

辨证：瘀血阻络。

治法：活血通络。

处方：少腹逐瘀汤加减。小茴香6g，延胡索12g，当归15g，蒲黄10g（包煎），五灵脂10g（包煎），生地黄12g，赤芍12g，川芎10g，车前子10g（包煎），茵陈12g，生牡蛎20g（先煎）。5剂，水煎服。

服药5剂，不效。后请数位专家诊治，有以肝胆湿热论治，方用龙胆泻肝汤；有以阴虚火旺论治，方用知柏地黄丸；有以肾阴虚论治，方用六味地黄汤。总之，治疗2年，其效不显，患者感到心灰意冷。治病3年，患者经常药不离口，吃药比吃饭都主动，求治于多名专科专家，但均不见效，治疗陷入了困境。某日，王焕生偶翻杂志，于一残破而缺失封面的杂志上看到一治疗男子不射精症的偏方。遂处原方：生枣仁30g，炒枣仁30g，绿茶50g。书信一封寄予患者。后收到来信，患者仅服1剂，药显神效。现已有两女一男，身体健康。3年顽疾，1剂告愈，真可谓单方气死名医。

按：男子不射精症，临床治疗以疏导通利为主，此案方仅3味，但药少力宏，1剂而效。据考证，酸枣仁具有调节中枢神经的兴奋和抑制作用，是否对于性神经亦有调节作用，还有待考证。

阳强不倒

童某，男，17岁。

2001年7月21日初诊：患者每夜阳举坚硬，彻夜不倒，寐后其举依然，次日精神萎靡，头晕乏力，偶有遗精，纳差，口苦，记忆力差，学习时思维不集中，小便色黄，大便正常，舌红苔薄黄，脉弦滑有力。

辨证：阴虚火旺。

治法：滋阴降火。

处方：知柏地黄汤加减。5剂，水煎服。

2001年7月27日二诊：患者药后诸症不减，舌脉同前，复辨为：肝胆火旺，下焦湿热，方用龙胆泻肝汤加减。

处方：龙胆草8g，炒栀子15g，柴胡10g，泽泻9g，车前子15g（包煎），木通6g，生地15g，当归12g，远志9g，菖蒲10g，黄芩10g。5剂，水煎服。

2001年8月5日三诊：患者服上药后，小便不黄，余症依旧，脉弦有力，复以阴虚火旺论治，拟以知柏地黄汤加减，5剂，药后症状未除。

2002年7月25日四诊：时隔一年，患者症状未曾改变，再次要求治疗，察舌脉象，见舌质红绛，脉弦滑，证属肝胆火旺，治以清泻肝火、软坚散结，方拟龙胆泻肝汤合消瘰丸加减。处方：龙胆草8g，炒栀子15g，柴胡10g，泽泻9g，车前子15g（包煎），木通6g，生地黄15g，当归12g，黄芩10g，玄参15g，生牡蛎20g（先煎），浙贝母12g（先煎），夏枯草10g。5剂，水煎服。

2002年8月8日五诊：患者服上方5剂后鲜效，舌脉同前，有肝胆热盛之象。前后2年，为何治疗乏效？王焕生沉思良久，甚感棘手之至，认为须改弦更张，另找思路。王焕生突思久病多瘀，细观患者舌象，舌红而不嫩，苔黄而不燥，再观其舌下脉络，见曲张紫暗，复诊其脉，脉象弦滑而不畅。患者身体强壮，正值少年，又无其他病史，据舌脉似属瘀血作祟。遂以湿热兼瘀血论治，拟以龙胆泻肝汤合桃红四物汤加减。处方：桃仁9g，红花9g，赤芍9g，当归10g，生地黄12g，川芎15g，丹参20g，龙胆草12g，炒栀子12g，柴胡9g，黄芩10g，车前子15g，泽泻10g，甘草6g，嘱服3剂，以观后效。

2002年8月12日六诊：患者服上药后诸症消失，偶有遗精，乏力，要求调方以巩固。观其舌淡红苔薄白，脉弦滑，遂处以金锁固精丸加减，以巩固疗效。追访年余，身体健康，高考顺利。

按：阳强不倒，诸家称谓不一，有称阴举，有谓阳强，治疗多以阴虚火旺论治。此例患者连续数年求治本病，经用滋阴降火乏效，更弦为肝胆火旺，又以清肝泻火论治亦不效，实属辨证不当。后经详察有瘀血现象，遂以瘀血论治，效如桴鼓。由此可见，辨证论治是中医之灵魂。

眼　病

天行赤眼

四黄三花二草一根汤治疗天行赤眼：天行赤眼，俗称害红眼、红眼病。本病起病急，具有强烈的传染性，流行广泛，多发于春夏季节，相当于西医急性卡他性结膜炎、流行性结膜炎。其发病多由于猝感邪毒，或兼肺胃积热、肝经郁热，使内外合邪交攻于目所致。自拟经验方四黄三花二草一根汤治疗本病，获得满意疗效，现介绍如下。

组成：黄连、黄芩、黄柏、栀子、红花、菊花、金银花、龙胆草、夏枯草、板蓝根。功效：清热解毒、清肝明目、凉血活血。

方义分析：黄连清心火、黄芩泻肺火、黄柏清肾火、栀子清泻三焦之郁热；菊花、夏枯草、龙胆草清肝明目；板蓝根、金银花、夏枯草均有较理想的抗病毒作用；栀子配红花可凉血化瘀。本方清热解毒，使病毒抑制，病情很快得到控制，为治疗天行赤眼比较理想的方剂。

【医案】

任某，男，32岁，本院职工。患者于1985年4月24日双目红肿如桃，涩痛痒交作，怕光羞明，早晨起来睫毛及两睑胶封，双目流泪，白睛红赤肿痛，伴有发热、咽痒。舌质红苔黄，脉象滑数。

辨证：天行赤眼。

治法：清热解毒，清肝明目，凉血活血。

处方：黄连3g，黄芩9g，黄柏6g，栀子9g，金银花15g，红花10g，菊花15g，龙胆草6g，夏枯草9g，板蓝根15g，甘草9g。2剂，水煎服，并用药渣热敷眼睛。患者服完1剂半之后，肿痛消失，视物正常，诸症痊愈。

按：本方诸药偏于苦寒、易于败胃，一般加上甘草可缓和药性，调和诸药。中病即止，不必尽剂。

鼻　渊

妊娠鼻渊

刘某，女，26岁，西安利君制药厂。

2010年1月7日初诊。主诉：头痛，咳嗽，鼻塞2周。

患者妊娠5月，2周前感冒，自觉头痛鼻塞，前额作痛，流黄浊涕，咳嗽频作。现症：头痛，鼻塞咳嗽，鼻塞尤甚，嗅觉失灵，不闻食臭，二便正常，苔黄，脉滑数有力。

辨证：肺经风热。

治法：安胎通窍，佐以清热。

处方：银翘散合苍耳子散加减。藿香10g，白芷9g，砂仁10g（后下），炒白术20g，黄芩炭12g，辛夷10g，紫苏梗10g，鱼腥草15g，川贝母6g，金银花15g，连翘15g。3剂，水煎服，每日1剂，分2次服下。

后对患者电话回访，患者称服上剂后，诸症痊愈。

按：鼻渊为临床常见的难治性疾病，是以反复发作，经久不愈，鼻流浊涕，如泉下渗，量多不止为主要特征的鼻病。该病常伴头痛、鼻塞、嗅觉减退、鼻窦区疼痛，久则虚眩不已，是鼻科常见病。早在两千多年前的《素问·气厥论》中就有这样的记载："鼻渊者，浊涕下不止也。"其临床可分为以下几类证型。①肺经风热型：症见鼻流黄涕或黏白量多，嗅觉减退，发热，恶寒，头痛，咳嗽，痰多，舌红，苔微黄，脉浮数。治宜祛风、散热、通窍，方用苍耳子散。②胆经郁热型：症见鼻流浊涕，黄稠如脓样，嗅觉差，头痛，发热，口苦咽干，耳鸣，烦躁，舌红苔黄，脉弦数。治宜清胆泄热，利湿通窍，方用龙胆泻肝汤等。③脾经湿热型：症见鼻流黄涕，浊而量多，鼻塞，嗅觉减退，头晕头重，脘腹胀闷，小便黄，舌红，苔黄腻，脉滑数。治宜清脾除湿，方用三仁汤加减。

本案即为肺经风热型鼻渊，风热邪毒，袭表犯肺，郁而化热，风热壅遏肺经，肺失清肃，致使邪毒循经上犯，结滞鼻窍，而致鼻渊。但本例患者身怀有孕，用药当酌加安胎之品，故处以苍耳子散合安胎之药。方中紫苏梗、砂仁、炒白术、黄芩炭皆为安胎之品，且黄芩炭能清肺经之郁热，白芷、辛夷、藿香、金银花、连翘共奏疏风解表之功；白芷、辛夷通利鼻窍，白芷疏风散寒、燥湿、宣利肺气，升阳明清气，以通窍而止痛；辛夷温通宣散，为治鼻渊之要药；砂仁、紫苏梗顺气安胎，配藿香化湿止呕。合方共举清热、通窍、安胎之功。对于妊娠用药当回避过于辛热、滑利、活血及有毒之品。苍耳子有毒，且过于温燥；薄荷易于耗气伤血，故弃之不用。本案因辨证准确，处方得当，故一诊3剂而愈，收效甚佳。

急性病

剧烈胃痛

尹某，女，26岁，医务工作者。患者于2002年8月20日夜间11时，突然发生胃脘疼痛，剧疼难忍，随在招贤中心卫生院诊治，予以解痉、止痛、消炎等对症治疗后，有所缓解。至8月21日凌晨3点，胃痛复作，急转县医院，经查B超，排除肝、胆、胰腺及阑尾病变，查血象正常，但未做胃镜，遂来中医门诊诊治。患者痛苦面容，双手抱腹，呻吟不已，胃脘灼热、疼痛、拒按，不能纳谷，二便正常。舌红，苔黄，脉弦有力，右关尤甚。

辨证：木火乘胃，气机不通。

治法：清肝和胃，缓急止痛。

处方：焦栀子12g，川楝子12g，郁金9g，白芍9g，干姜3g。1剂，水煎服。

2002年8月22日二诊：患者服上药1剂，胃痛止，要求调方以求巩固。遂以香砂六君子汤善其后。

按：本案用方为王正宇先生经验方，用来治疗剧烈胃痛，只要辨证准确，多获良效。此案患者胃痛剧烈，伴有灼热感，舌红，脉数有力，辨证为郁火胃痛。方中栀子、川楝子清泻郁火，白芍柔肝缓急，郁金理气止痛，少佐干姜，既可以辛开胃气，又可以防栀子、川楝子苦寒伤胃。本方药少力宏，法从辛开苦降、寒热并用，为治疗肝火犯胃、胃失和降的胃脘痛之良方。

急性胆道阻塞

董某，男，63岁。

2002年8月9日初诊。主诉：腹部隐痛半个月，加剧1天。患者疼痛剧烈，呈持续性，伴恶心、口苦咽干、不欲饮食、颜面鲜黄如橘子色、周身皮肤黄染、形体消瘦、大便数日未行。查体：右上腹部胀满，压痛明显，舌红苔黄厚腻，脉滑数。

辨证：湿热阻滞，胆道不通。

治法：清利湿热，利胆止痛。

处方：大柴胡汤化裁。柴胡12g，黄芩10g，白芍9g，半夏9g，枳实9g，生大黄5g（后下），延胡索12g，郁金10g，金钱草10g。1剂，水煎服。

8月10日二诊，患者服药1剂，大便通利，疼痛减轻，经进一步CT检查，确诊为胰腺癌。仍予以扶正祛邪、清热利胆，佐以活血祛瘀。方用当归补血汤合茵陈五苓散、丹参饮化裁，以观其变。

按：右上腹隐痛半月，加剧1天，先以清热利胆通腑治疗有所缓解，后进一步检查，诊断为胰腺癌。对于各种恶性肿瘤，治疗一般为扶助正气，以减少痛苦，延长生命为原则，常用当归补血汤加半枝莲、半边莲、白花蛇舌草等。

急性胆石症

贺某，女，42岁。

2002年8月12日就诊。主诉：右胁剧痛2天，手不可近。伴有恶心呕吐、不欲饮食。B超检查显示：胆囊结石，结石卡于胆囊口处。患者呈痛苦病容，舌红苔黄腻，脉弦紧。

辨证：湿热瘀阻，胆道不通。

治法：清利湿热，活血止痛。

处方：大黄附子汤合小柴胡汤化裁。

制附子10g（先煎），柴胡10g，细辛6g，生大黄10g（后下），白芷10g，金钱草30g，延胡索10g，黄芩6g，郁金9g，川楝子9g，升麻6g，菖蒲10g，鸡内金15g，丹参30g。1剂，水煎服。

2002年8月13日二诊。患者服药1剂，胁痛大减，纳谷增进，精神转佳，大便通利，舌红苔微黄，脉弦。痛已减轻，患者尚能忍耐，当利胆排石以治其本，方用王氏柴牡五金汤化裁。

处方：柴胡12g，黄芩10g，半夏9g，党参15g，牡蛎24g（先煎），金钱草30g，海金沙9g（包煎），川楝子12g，郁金9g，鸡内金10g。5剂，水煎服。

2002年8月20日三诊，患者服药5剂，诸症大减，纳谷尚可，大便正常，仍时有疼痛。舌淡红苔薄黄，脉弦。仍拟柴牡五金汤化裁而获愈。

按：本案系胆石症、胆绞痛，因结石嵌顿在胆道口，故在治法上首先考虑行气活血止痛，使结石改变位置则痛减，方用大黄附子汤以温下止痛，佐以活血理气排石，用于临床止痛效果甚佳。后方重在利胆排石，为王正宇教授经验方，用于结石直径小于0.5cm者，效果满意。

胃扭转

史某，男，63岁，礼泉县人。

1996年10月29日初诊：患者胃脘胀痛，大便3日未行，亦不矢气，3日未进饮食，就诊某医院，治而未解，怀疑"肠梗阻""痢疾"，经人介绍来我院诊治。患者抱腹而行，胃痛、腹胀、恶心，大便常规提示：脓球（++），红细胞（++），白细胞（++）。查体：痛苦面容，精神困顿，舌淡红苔白腻，脉滑。

辨证：湿热阻滞，腑气不通。

治法：清热利湿，行气和胃。

处方：芍药汤合平胃散化裁，1剂，水煎服，以观其效应。

1996年10月30日复诊：患者服药1剂，当晚12点，开始矢气，腹痛稍减，便通，要求进食。嘱查胃镜拍腹平片，以便做进一步诊断。报告提示：胃扭转。给上方加红藤10g。再进1剂。

1996年10月31日再诊：患者表现为胃肠胀满，疼痛以胀痛为主，但能进食，精神尚能支持，舌质淡红苔腻，脉弦滑。

治法：健脾和胃，行气调血。

处方：白芍30g，枳实10g，焦山楂30g，党参15g，茯苓15g，当归15g，槟榔10g，黄连5g，木香10g。5剂，水煎服。

1996年11月7日复查：患者服完5剂后胃痛、胀满消失，纳谷正常，精神旺盛。查胃镜及拍片，提示胃基本恢复正常，病告愈。

按：胃扭转属临床少见的疾病，中医治疗的报道亦不多。本案患者痢疾、肠梗阻、胃扭转三病并现，且年事已高，体质虚弱，病情复杂，给诊断治疗均造成不利。肠梗阻的发生应责之于脾胃功能低下，复因气滞、寒湿、劳累等因素，进一步损伤脾胃，致气机升降失常，胃失和降，腑气不通，故治疗应以保持腑气通畅、调理脾胃升降功能为关键；加之痢疾，故标本兼治，以芍药汤治痢疾，用平胃散行气和胃，服后腑气通畅，痢疾未深；进一步诊断为胃扭转，治法遵健脾和胃，行气调血，病痊愈。

第二章　古方新用

小柴胡汤新用

小柴胡汤出自《伤寒论》，由柴胡、黄芩，人参、半夏、甘草、生姜、大枣组成。本方有和解少阳之功，用治伤寒少阳证，症见寒热往来，胸胁苦满，默默不欲饮食，心烦喜呕，口苦，咽干目眩，脉弦，以及妇人伤寒、热入血室、疟疾、黄疸等疾。临床以本方加减治疗胆囊炎、胆结石、术后或产后发热、胃脘痛诸疾，疗效满意。

胆囊炎

于某，女，32岁，西安三桥赵家堡人，于1993年12月3日就诊。患者突然感到右胁疼痛，进油腻食物则疼痛加剧，痛时放射至右肩背部，伴有口苦咽干、头晕、纳差、困倦乏力，舌红苔薄黄，脉象弦数，B超提示：胆囊壁毛糙。西医诊断为胆囊炎。

辨证：肝郁气滞，肝胃不和。

治法：疏肝理气，清热利胆。

处方：小柴胡汤加味。柴胡12g，黄芩9g，半夏12g，党参

15g，川楝子9g，金钱草15g，生牡蛎15g（先煎），郁金9g，生姜3片。3剂，水煎服，每日1剂，分2次服下，以观后效。

患者服完3剂，诸症消失，原方继续服5剂，无任何不适而告愈。

胆石症

宁某，女，37岁，西安三桥六村堡人。

1992年9月6日初诊：右上腹疼痛14年，加剧1周，痛如刀割，并放射至同侧肩背，发作时全身出汗，坐卧不宁，俯身弯腰或以手按压右胁部方觉疼痛稍减，伴有口苦纳差、恶心欲吐、胸闷气短、小便频数、右腿抽搐不舒。B超显示：胆囊壁毛糙，内有两强光团，大者约0.6cm×0.5cm，西医诊断为结石性胆囊炎，建议手术治疗，但患者患有先天性心脏病，不愿手术，遂请中医治疗。察舌脉象：舌红苔黄腻，右脉弦，左脉滞涩不畅。

辨证：肝胆瘀阻，湿热蕴结，阻滞不通。

治法：清热利湿，疏肝利胆，佐以行气活血止痛。

处方：小柴胡汤加味。柴胡9g，黄芩9g，半夏12g，生牡蛎20g（先煎），延胡索9g，丹参30g。6剂，水煎服，每日1剂，分2次服下，以观后效。

1992年9月14日复诊：患者服完上方后，疼痛大减，纳谷增进，胸闷气短已经消除，右胁部隐痛，俯身活动自如，舌淡红苔白，脉弦。仍拟以上方加减。处方：柴胡9g，黄芩9g，半夏9g，丹参30g，王不留行12g（包煎），生牡蛎15g（先煎），甘草6g。6剂，水煎服，每日1剂，分2次服下。

1992年10月3日三诊：患者服上方后，已无不适感觉，体质增强，面色红润，纳谷增进，嘱咐复查B超以观疗效。

同年11月查B超显示：胆囊正常。追访3年，患者平时生活规律，饮食清淡且定时定量，心情开朗，心脏及胆囊疾患再未发作。

产后发热

吕某，女，28岁，西安高小村人。1987年10月12日就诊。患者于1987年10月9日经剖宫产术产下一名3.5 kg男婴，由于产时失血量多，产后第一天开始发热，体温38.2～38.7℃，注射青霉素3天乏效，遂请中医治疗。患者发热，时有恶寒，咽干口苦，面色苍白，舌淡红润，脉弱略数，小便微黄，恶露量少。

辨证：妇人新产，热入血室。

治法：扶正祛邪，和解少阳。

处方：小柴胡汤加味。柴胡9g，黄芩9g，半夏9g，党参15g，紫苏9g，川芎9g，当归12g，黄芪15g，生姜3片，甘草6g，大枣3枚。3剂，水煎服，患者服完上方后，体温恢复正常。

胃脘痛

闫某，女，93岁。1993年10月6日初诊：患者胃脘痛年余，加剧1周。症见胃脘疼痛，伴心下支结、纳谷减少、口微苦，劳累生气后易于发作。患者平时易积食，易感冒，每年秋季易于发作，夜寐不安，大便溏泻，舌质淡苔薄白，脉缓无力。

辨证：肝气犯胃。

治法：疏肝和胃。

处方：小柴胡汤加味。柴胡9g，黄芩9g，半夏7g，党参15g，桂枝10g，炒白芍15g，茯苓15g。6剂，水煎服。

1993年10月12日二诊：患者服药之后，胃脘痛大减，纳谷增进，口亦不苦，予原方加香附5g，继进5剂，诸症痊愈。追访3年未再发作，食积、感冒亦少发作，偶有胃部不适，服原方1剂即愈。3年来，患者虽年事已高，但身体健康。

失眠

张某，女，53岁，陕西岐山人。2010年11月28日初诊：患者以不寐5年就诊。自诉夜难安眠，甚则彻夜难眠，口干多饮，饮水量有时多达一水壶，查血糖正常，伴有口苦、纳差、大便干结，舌淡苔黄，脉弦。

辨证：胆热不寐。

治法：疏利肝胆，佐以安神。

处方：小柴胡汤加味。柴胡12g，黄芩炭12g，姜半夏15g，党参20g，酸枣仁12g，茯神30g，生龙骨30g（先煎），生牡蛎30g（先煎），首乌藤20g，炒麦芽15g，黄精15g。5剂，水煎服，以观后效。

2010年12月5日二诊：患者服上方5剂后，5年不寐一诊而愈，心情舒畅，口不苦，时有口干，胃胀。遂拟以柴胡平胃散调理善后。

按语：失眠病因繁多，或因情志失调、饮食内伤、痰火内扰、瘀血内停所致，或因体虚、病后所致。本案患者因情志所伤，以致肝失疏泄，郁而化火，肝胆郁热，痰火互结，则少阳枢机不利，气机升降失常，阴阳不交，心神不安而致失眠。此外，肝主疏泄，喜条达而恶抑郁，情志失调，脏腑气血失和，心、肝二脏首当其冲，神明受扰，亦致心神不宁。肝胆郁热，少阳枢机不利，则口苦、口干、多饮。小柴胡汤可枢转少阳气机，使得气血脏腑功能调畅，阴阳相交合，则寤寐安平，方中柴胡能和解少阳之郁结、发少阳郁火，半夏得阴而生，二者善调阴阳；黄芩内除烦热，与半夏能交通阴阳二气治不寐，全方条达上下，交通内外，运转枢机，调畅气血，补虚泻实以调和阴阳。

血府逐瘀汤新用

血府逐瘀汤出自清代医家王清任《医林改错》，为治胸中瘀血而设，具有祛瘀活血、行气止痛之功效。临证用于治疗胃脘痛、癫痫、梅核气等病，疗效满意。

胃脘痛

周某，男，31岁，岐山县祝家庄西庄人。

1983年3月12日初诊：患者胃痛纳差多年，胃镜提示：萎缩性胃炎。曾服多潘立酮片、香砂养胃丸、保和丸、干酵母片等无效。经人介绍前来诊治。患者主诉胃脘疼痛3年，伴有纳差、呃逆、胸部疼痛、心中烦闷、心悸健忘、夜寐不安、多虑善恐、胆怯怕事，常怀疑自己得了胃癌，因而情绪消沉。察舌暗有瘀斑，苔白腻，脉沉涩。

辨证：瘀血阻滞。

治法：活血化瘀，行气止痛。

处方：血府逐瘀汤化裁。柴胡9g，桃仁6g，红花6g，当归10g，枳壳12g，桔梗10g，炒白术15g，香附15g，佛手6g，延胡索9g，川芎6g，焦三仙各15g。5剂，水煎服。

1983年3月17日复诊：患者服上药5剂，胃痛缓解，纳谷增进，胸痛已愈，但仍有呃逆、腹胀、健忘、不寐、多疑、舌暗苔腻、脉沉。药已中病，瘀血大消，痰湿尚存。调方如下：桃仁6g，红花6g，赤芍、白芍各10g，川芎6g，柴胡10g，桔梗9g，枳壳

10g，丹参30g，半夏12g，厚朴10g，藿香9g，建曲15g，首乌藤30g。5剂，水煎服。

1983年3月24日三诊：患者胃痛已愈，纳谷增进，胃通畅，呃逆亦止，唯夜间睡眠欠佳、多疑怕事，舌淡红苔薄白，脉缓。根据上述情况，知瘀血已去，湿浊化矣。以十味温胆汤调理而愈。

癫痫

李某，女，27岁，岐山县大营乡东坡人。

1987年8月26日初诊：患者癫痫发作已3年。此前无癫痫病史，亦无癫痫病家族史。初发时半年发作1次，发作时间1到3分钟不等。近1年来，每月发作1次，且时间延长。发作时目睛上视，口吐白沫，四肢抽动，醒后困倦乏力，不能操持家务，记忆力减退。曾屡次求医，服中药导痰汤、逍遥散等，以及西药苯妥英钠后，症状未见改善。深究其病因，乃3年前曾有脑外伤史，随后即出现上述症状。患者15岁月经来潮，周期30～35天，经期5～8天，夹有血块，经期腹痛，每次发作多在月经前后。观其舌质紫暗，舌下脉络曲张，苔白，脉沉迟。

辨证：瘀血阻络。

治法：活血化瘀，开窍通络，佐以安神。

处方：血府逐瘀汤加味。当归10g，生地黄10g，桃仁9g，红花6g，枳壳9g，赤芍15g，柴胡9g，川芎6g，丹参30g，远志9g，石菖蒲10g。6剂，水煎服。

1987年9月5日二诊：患者服上药后，病情平稳，余证同前，又以上方稍作增减，继进12剂。

1987年9月20日三诊：服药之后，患者月经来潮，血块减少，腹已不痛，癫痫未曾发作，精神好转，舌淡暗苔白，脉沉。以血府逐瘀汤合桂枝加龙牡汤化裁，共服12剂。服后癫痫2个月未见发作，再以三诊方制成丸剂，坚持服药半年后病情巩固，随访年余再未发作。

梅核气

李某，女，42岁，礼泉县人。

1985年3月27日初诊：患者咽部不利，似有异物梗塞，吞之不下，咯之不出，伴有胸闷已半年余。曾多次求医，中医诊为"梅核气"。经服中药半夏厚朴汤、逍遥散等，西药谷维素、维生素等效果不著。询其病因，诉与孩子生气后，曾呕吐一次，吐出蛔虫一条，此后总怀疑咽部仍有蛔虫阻塞。症见胸闷不舒、饮食减少、月经延期、夹有血块、夜寐不安、大便干结，舌暗苔白，脉涩。

辨证：瘀血内阻。

治法：活血化瘀，宽胸利咽。

处方：血府逐瘀汤化裁。桃仁12g，红花9g，枳实10g，生地黄12g，当归10g，赤芍15g，川芎6g，桔梗15g，全瓜蒌15g，柴胡12g。5剂，水煎服。

1985年4月7日二诊：患者服药5剂后，咽部较前通畅，胸已不闷，睡眠好转，大便正常，纳谷不香，舌暗苔白，脉涩不畅。调方为上方桃仁量减为9g，增加焦三仙各15g。5剂，水煎服。

1985年4月13日三诊：患者服上方后，诸症痊愈，咽部通利，无异物感，纳谷增进。月经按期来潮，无血块。唯觉精神欠佳，神疲乏力，舌淡苔薄白，脉缓，瘀血已去，正气未复，拟香砂六君子汤化裁善后而愈。

按：血府逐瘀汤是王清任诸方中应用最为广泛的一首。本方用桃仁、红花、赤芍活血祛瘀，配合生地黄、当归养血活血，使瘀血去而不伤其血；柴胡、枳壳疏肝理气，使气行则血行；牛膝破瘀通经，引瘀血下行；桔梗载药上行，使药力发挥于血府（胸）；甘草缓急，通百脉而和诸药。总之，本方具有活血祛瘀、行气止痛之功，临床应用时，必须以瘀为辨证要点，即要有瘀血证特有的症状体征，如疼痛固定不移、呈刺痛、夜间尤甚，肤色晦滞，口唇色紫，舌质紫暗或有瘀斑点，脉沉涩或弦紧；在病史方面有手术史、跌打损伤史等；病程较长，持久不愈。瘀血证的症状虽多，然尤以舌脉为重。如本文三案，均病程较长，最短者亦达半年，符合"久病入络"的情况，且有舌脉上的表现，或舌暗、舌下脉络曲张，或脉沉涩、弦紧。辨证准确，选方精当，药证合拍，故疗效显著。

半夏泻心汤新用

半夏泻心汤是《伤寒论》方，全方辛开苦降，寒热并用，攻补兼施，效专力宏。王焕生临证50余年，以此方化裁治疗胃肠不和之证，每获良效，近年来用之治疗顽固性口疮、胃脘痛、泄泻等病，取效亦佳。

口疮

苏某，男，25岁，学生。

1985年9月2日初诊。主诉：患口疮2年，呈周期性反复发作。2年来，每月发作1次，发病后口舌糜烂，在口腔的舌部、颊部、唇部等黏膜部位，出现多个散在的疼痛性溃疡，影响饮食，痛苦不堪。曾多方求医而鲜效。观其所用药物，西药有维生素C、B族维生素、甲硝唑等，中药有导赤散、泻黄汤、防风通圣散之类。详问病情，患者平时纳谷尚可，但食入不化，腹中肠鸣，心下痞满，口干，大便时干时溏。口疮每月发作时间不等，长则10余日，短则3～5天，疼痛剧烈。观其舌边尖红、苔薄而黄白相兼，诊其脉象细而略数。

辨证：寒热互结、虚实错杂。

治法：平调寒热，补虚泻实，佐以清热解毒。

处方：半夏泻心汤加味。半夏、党参、白芷各9g，连翘15g，干姜5g，黄连、黄芩、甘草各6g，姜枣引。5剂，水煎服。

1985年9月12日二诊：患者口疮明显减小，饮食正常，疼痛减轻，胃肠较前舒畅。舌淡红苔薄白，脉缓。药已中病，原方黄芩、黄连减半，继进5剂。

1985年9月20日三诊：患者服药5剂后口疮已愈，精神舒畅。纳谷馨香，舌淡红苔薄白，脉缓有力。嘱服归脾丸以调理善后。追访1年，口疮再未发作。

胃脘痛

魏某，男，32岁。军人。

1995年6月12日初诊。主诉：胃疼5年，加剧1月。患者曾先后在当地医院等地诊治，效果不佳。西医诊断为胆汁反流性胃炎、萎缩性胃炎。曾服用多潘立酮片、雷尼替丁、香砂养胃丸、补中益气丸、胃酶合剂、胃舒冲剂、枸橼酸铋钾胶囊等药，均无明显疗效。经人介绍，前来就诊。现症：胃脘部胀满疼痛，口苦泛酸，伴有胃脘部灼热感，进食前痛剧，食后稍减，每于夜间胃痛1～2次。平时恶凉饮食，困倦乏力，形体消瘦，精神疲惫，每日进食

250g左右，每晚必胃痛，因而影响睡眠，夜寐不安，大便溏薄。舌质红苔黄，脉弦。

辨证：寒热错杂，虚实并见，气机阻滞。

治法：辛开苦降，和胃降逆，开结除痞，调和脾胃。

处方：半夏泻心汤化裁。半夏、黄芩、厚朴各10g，黄连、枳壳各9g，党参、蒲公英、茯苓各15g，干姜6g，炒白术15g，姜枣引。5剂，水煎服。

1995年6月22日二诊：患者服药5剂，诸症大减。胃已不胀，纳谷增进，口苦已除，大便成形，但仍困倦乏力，恶凉饮食，舌淡红苔薄黄，脉象弦缓。药已奏效，虚寒之象偏重，前方减黄连、黄芩均为6g，增加干姜量为9g，另加入黄芪30g，瓦楞子（先煎）、香附各15g，继进5剂。

1995年7月2日三诊：患者诉诸症已痊愈，要求调方以资巩固。察舌脉象，见舌淡红苔薄白，脉缓。拟柴芍六君子汤调理善后，并嘱作胃镜复查。

泄泻

侯某，女，52岁，农民。

1988年8月6日初诊。患者自幼年受惊吓而罹患泄泻之疾30余年，虽经多方治疗，疗效不著。便溏，每日3～4次，稍进油腻则加剧。曾服参苓白术散、附子理中丸、痛泻要方、乌梅丸等，见效甚微，或服药时见效，停药辄复。详询病情，除泄泻外，伴见倦怠乏力、饮食甚少，多食则胃胀不适。平素常患口疮，恶食生冷油腻之物，腹中冷痛，夜寐不宁，舌红苔薄黄，脉沉细略数。

辨证：脾虚失运，寒热错杂。

治法：健脾补中，平调寒热。

处方：半夏泻心汤加味。半夏、干姜、厚朴各9g，黄连、木香、槟榔6g，党参、炒白术、炒山药各15g，焦三仙各12g，诃子10g。5剂，水煎服。嘱服药期间忌食生冷油腻。

1988年8月15日复诊：患者服上方后，纳谷略增，精神好转，腹胀消失，腹痛亦减，仍感倦怠乏力，大便每日2次，第1次已成形，第2次仍溏，舌淡红苔薄白，脉沉细。效不更方，原方去厚朴、诃子，减黄连为3g，加乌梅12g，黄芪30g。继续进5剂。

1988年8月25日三诊：患者大便成形，每日一行，精神较好，饮食增进，口疮再未发作，夜寐安宁，脉舌正常。要求调方以巩固疗效，继以香砂六君子丸以善其后，病情告愈。

按：半夏泻心汤为仲景治痞名方，主治少阳病误下所致的寒热虚实错杂之痞证。以上三案均紧扣寒热虚实之病机，辨证时见以下4个要点：①虚，中焦脾气虚、胃阳弱而见乏力、便溏、泄泻；②实，中焦气机升降失常而见胃脘痞满、腹胀；③寒，胃阳不足而见恶食生冷、脘腹冷痛；④热，脾胃纳运不健、食积化热上蒸而见口舌生疮、口干口苦、舌红苔黄及脉数等，因而以半夏泻心汤化裁均获显效。王正宇先生云："半夏泻心汤调和肠胃之枢机。半夏泻心汤药分三组，由三大结构组成：半夏、干姜辛温为一组，辛开以治肠胃之寒；黄芩、黄连苦寒为一组，苦泄以治胃肠之热；人参、炙甘草、大枣甘温为一组，甘缓以补胃肠之虚。临床应用时，如寒邪多而肠鸣泄泻为重者，增干姜、半夏量而减芩、连，特别是黄芩之量；如热邪多而舌红、苔黄、口苦、口舌生疮为重者，增加黄芩、黄连量而减姜夏之量；如气短乏力、不饥不食、胃气不足者，增参草枣之量；无胃气虚者，减参草枣之用量。"此实为经验之谈，可资临证借鉴。

一贯煎新用

萎缩性胃炎

张某，女，56岁，农民。

1997年5月26日初诊，患者胃痛10年，加剧1月。经服西药鲜效，故停药前来求治，刻诊：纳差食少，日进100～150g面糊糊，伴咽干口燥，胃脘灼痛，困倦乏力，形体消瘦，不寐，大便干结，舌红无苔且有裂纹，脉细数。

辨证：胃阴亏虚。

治法：滋阴养胃，佐以安神。

处方：一贯煎化裁。北沙参、麦冬、香附、生地黄、乌梅各12g，当归、枸杞子各10g，川楝子、蒲公英、炒酸枣仁各15g，首乌藤30g，生白术20g，生甘草6g。6剂，水煎服。

二诊：患者胃脘痛减，纳谷增进，可以吃细面条，日进食250g左右，睡眠可，口已不干，大便仍干，2日一行，胃痛隐隐，多在下午4时后发作，呈阵发性，伴双目干涩、腰背作痛、时有呃逆，脉舌同前。药已中病，上方去酸枣仁、首乌藤，加黄精15g，牛膝9g，紫苏梗10g，继进10剂，以观其效。

三诊：患者服药后胃痛大减，其病十去其七，纳增有饥饿感，并可进食馒头及蔬菜。下午胃已不痛，口不干，呃逆止，但饮食不能过量，稍多则夜间胃痛，舌淡红，苔仍少，已无裂纹，脉细。

调方如下：北沙参、郁金、蒲公英各12g，麦冬、当归、枸杞子、川楝子、延胡索、乌梅各10g，香附、焦山楂各15g，甘草6g。10

剂，水煎服。

四诊：患者胃已不痛，日进食400g，但平时易感冒，要求调方以巩固疗效。观其舌淡红苔薄白，脉细。调方如下：黄芪、茯苓、焦三仙各15g，蒲公英、麦冬各12g，黄精10g，生白术12g，防风6g，太子参30g。12剂，共研细末，水泛为丸如桐子，每次9g，每日3次，以善其后。

神经性耳鸣

陈某，男，59岁，干部。

1998年3月5日初诊，患者耳鸣加剧3月，伴有听力下降、腰背酸痛、晨起口苦、视物昏花、神疲乏力、不寐、胁部时胀满、大便偏干。患者血压正常，经西医诊治无效，又服中成药左慈丸、六味地黄丸、杞菊地黄丸等，均疗效不著。观其舌质淡红苔薄白，脉弦细。

辨证：肝肾阴虚。

治法：滋补肝肾，聪耳明目，佐以安神。

处方：一贯煎加味。北沙参、当归、生地黄、枸杞子、川楝子、远志、菖蒲各9g，麦冬、山茱萸、炒枣仁、麦芽、川芎各12g，蝉蜕、陈皮、菊花各6g，磁石20g（先煎）。6剂，水煎服。

二诊：患者服上方后，白天已无耳鸣，夜静时仍有，但较前减轻，胁痛大减，仍觉胀满，口苦，视力如前，大便正常，舌脉如前，可知药中病所，仍以上方加柴胡、黄芩、厚朴各10g，治以疏肝清火除胀，6剂，水煎服。

三诊：患者耳鸣减轻，口不苦，胁也不胀，舌脉同前，上方去柴胡、黄芩、厚朴加炒白术15g，6剂，水煎服。

四诊：患者耳鸣仅在劳累后夜间发作，余均正常，要求服丸剂以巩固疗效，治法仍以滋肾疏肝为主，开窍醒脑安神为辅，处方：当归、枸杞子、川楝子、菖蒲、山茱萸各9g，麦冬、炒酸枣仁、炒白术、麦芽、磁石（先煎）各15g，远志、柴胡、蝉蜕各6g。30剂，共为细末，炼蜜为丸重9g，每日3次，每次1丸。后患者来函告知，服上药月余，耳鸣消失，诸症悉除，精神旺盛，病已告愈。

口疮

刘某，女，47岁，西安冶金厂工人。

1993年10月5日初诊。患者口舌生疮3年，加剧1周。曾在第四军医大学附属医院口腔科确诊为"苔藓样变舌"。给服甘草锌、核黄素等药鲜效，后求治于中医，先后服用导赤散、半夏泻心汤、天王补心丹（汤）等，服药后短期有效，月余辄复，经人介绍前来我处求治。患者诉口疮疼痛难忍，细察其口腔，舌上有多个溃疡点，大者如黄豆，深深陷下、色淡红，伴纳少、胸脘不舒、口咽干燥、眠差多梦、口苦、月经提前等症，大便2日一行。舌绛苔少，脉虚弦。

辨证：阴虚血燥，津液不足。

治法：滋阴润燥，佐以清热解毒。

处方：一贯煎化裁。北沙参、麦冬各15g，枸杞子、生地黄、川楝子、木通、厚朴各9g，连翘20g，当归、炒酸枣仁、金银花、焦三仙各15g，生甘草、白芷各6g。6剂，水煎服。

二诊：患者舌已不痛，口咽干燥亦减，效不更方，原方继进6剂。

三诊：患者舌已不痛，溃疡面已消失，睡眠正常，大便正常，舌淡红苔薄白，脉细。上方去金银花、厚朴、酸枣仁、焦三仙，加生白术10g、山药15g，增连翘至30g。12剂，水煎服。并嘱咐患者生活规律，忌食辛辣之品。随访半年，未复发。

慢性乙肝

郭某，女，39岁。

1988年9月11日初诊：患者查乙肝5项的结果中，有乙型肝炎表面抗原（HBsAg）、乙型肝炎e抗原（HBeAg）、乙型肝炎核心抗体（HBcAb）3项阳性已年余，肝功能正常，先后服药百余剂，复查乙肝系列，结果如故，遂慕名前来求诊。患者诉胁部隐痛，纳差口苦，困倦乏力，头晕目涩，腰背酸楚，下肢无力，面色黧黑，大便时干时溏，舌暗红苔少，脉虚弦略散。

辨证：肝肾阴虚，瘀血阻滞。

治法：滋补肝肾，活血化瘀。

处方：沙参、川楝子各12g，麦冬、生地黄、五味子、桃仁、红花、枸杞子、五灵脂、延胡索各10g，当归、赤芍、炒白术各15g，丹参30g。6剂，水煎服。

二诊：患者口已不苦，胁痛减轻，余症同前，上方去延胡索加黄芪、焦三仙各15g，6剂，水煎服。

三诊：患者诸症减轻，纳谷增进，精神好转，脉舌同前。

处方：沙参、枸杞子、生地黄、川楝子、灵芝各10g，麦冬、当归、赤芍、五味子各12g，炒白术15g，丹参、黄芪各30g，桃仁、红花各9g。6剂，水煎服。

四诊：患者前后共服药18剂后，精神旺盛，纳谷增进，已无腰背酸痛、头晕眼花之感，面色黑里透红且有光泽，大便每日1次，复查乙肝系列，乙型肝炎e抗原弱阳性，思想负担减轻，对治疗疾病增强了信心，观其舌淡红苔薄白，仍以上方加减。患者坚持治疗半年，服药百余剂，先后在咸阳市防疫站及第四军医大学第一附属医院检查乙肝系列，结果均正常，病告愈，追访10年再未复发。

萎缩性舌炎

萎缩性舌炎是指舌黏膜萎缩性改变，常由多种全身性疾病引起，如慢性贫血、烟酸缺乏症、干燥综合征等。现代医学对本病的治疗原则以明确病因、对症治疗为主，常给予叶酸、维生素 B_{12}等。中医文献中无相关病名，但舌诊记载中有"镜面舌""裂纹舌"的详细描述，萎缩性舌炎除舌黏膜表面的舌乳头萎缩消失外，舌上皮全层乃至舌肌均可萎缩变薄，全舌色泽红绛，光滑如镜面，故又称光滑舌，归属燥证范畴。《医门法律》认为，"经曰：燥胜则干。夫干之为害，非遍赤地千里也，有干于外而皮肤皱揭者，有冷于内而精血枯涸者，有干于津液而荣卫气衰，肉烁而皮著于骨者，随其大经小络，所属上下中外前后，各为病所"。故而可见燥之为害，遍及全身，尤以黏膜为甚。

【医案】

窦某，男，71岁，以"舌干，舌痛，易生口疮两年余"之主诉于2010年12月15日初诊。患者2年前开始出现舌痛，舌干，反复口疮，西医诊断为萎缩性舌炎。患者多方求治，口服B族维生素等无效，症状一直未有改善，刻下症见：纳差、寐差、大便干，舌红少苔有裂纹，脉细。

辨证：胃阴不足。

处方：一贯煎加味。

生地黄12g，麦冬12g，沙参15g，当归15g，枸杞子15g，川楝子9g，生白芍30g，生甘草10g，板蓝根15g，连翘15g，姜黄连

3g，炒白术12g，酸枣仁15g，生龙骨30g（先煎），生牡蛎30g（先煎），首乌藤20g。3剂，水煎服，以观后效。

2010年12月18日二诊：患者舌痛，舌干略有减轻，大便通畅，寐安，舌红有裂纹，苔白，脉细。拟以上方加味。

处方：生地黄12g，麦冬12g，沙参15g，当归15g，枸杞子15g，川楝子9g，生白芍30g，生甘草10g，板蓝根15g，连翘15g，姜黄连3g，炒白术12g，酸枣仁15g，乌梅6g，焦大黄5g，枳实10g，厚朴10g，黄精10g。3剂，水煎服。

2010年12月22日三诊：患者服药期间未出现口疮，仍有舌干、舌痛，舌红有裂纹，脉细。仍以上方加味。

处方：生地黄12g，麦冬12g，沙参15g，当归15g，枸杞子15g，川楝子9g，生白芍30g，生甘草10g，板蓝根15g，连翘15g，姜黄连3g，乌梅6g，焦大黄5g，生薏苡仁30g，黄精10g。7剂，水煎服。

上方连进10余剂，2011年1月8日再诊：患者诸症改善，舌痛口干较前明显减轻，已有舌苔生出，脉细。拟以一贯煎加减调理善后。

处方：生地黄12g，麦冬12g，沙参15g，当归15g，枸杞子15g，川楝子9g，生白芍30g，生甘草10g，板蓝根15g，连翘15g，姜黄连3g，乌梅6g，黄精10g。7剂，水煎服。

按语：一贯煎组方精当，配伍缜密，方中用生地黄、枸杞子滋阴养血，沙参、当归、麦冬生津养血、和胃养阴，少量川楝子疏肝泄热、理气止痛，全方滋而不腻，再配以乌梅、甘草、白芍，酸甘敛阴，连翘、生薏苡仁清热，黄精生津止渴。抓住舌干、舌痛这一要点进行辨证论治，收效甚佳。

当归补血汤新用

当归补血汤出自《内外伤辨惑论·暑伤胃气论》，其方仅由两味药组成：黄芪30g，当归6～9g，具有补气生血的功效。该方主治劳倦内伤、肌热面赤、烦渴欲饮，以及妇人经期或产后血虚发热、头痛等。临证用于治疗产后乳汁缺少、肌衄、疮疡久不收口、月经过多等，疗效满意。

产后少乳

尹某，女，26岁，咸阳市秦都区尹家村。1995年9月21日诊治。患者于同年8月份足月产一男婴，因乳汁缺少而就诊。症见产后半月，乳汁缺少，伴有动则多汗、困倦嗜卧等症，纳谷尚可，面色苍白，舌淡苔白，脉象浮大而空。

辨证：气血亏虚，化源不足。

治法：益气生血，佐以通络。

处方：当归补血汤加味。当归9g，黄芪30g，木通6g，白芷6g，3剂，猪前蹄一对，先煮猪蹄，用汤煎药。

患者服药3剂后，乳汁充足，精神旺盛，病愈。

按：产后乳汁不足，由多种原因引起，本案患者系气血亏虚，化源不足所致。故方用当归补血汤，益气养血以资化源，加入少量木通以通气行血利窍，有下乳之功效，少佐白芷，因其气芳香，能通诸窍。药证相符，故3剂而效。

疮疡久不收口

王某，女，30岁，本校职工。

患者因救火烧伤双下肢，经住院治疗半年余，双下肢疮面恢复正常，唯有左脚面有1cm×1.3cm的疮面，久不收口，常流水，质清稀。先后经中西医治疗，其效果不显著，服中药50余剂乏效，故来就诊。查看其病位，疮口周围不红不肿，疮面色淡，疮口湿润，时流清水。询问全身情况，倦怠乏力，心情不畅，舌淡苔白，脉象沉细。

辨证：气血亏虚，疮口不敛。

治法：补气养血，敛疮生肌。

处方：当归补血汤化裁。当归9g，黄芪30g，熟地黄9g，山茱萸9g，鹿角胶6g，肉桂3g。5剂，水煎服。上方连服5剂，疮面平复而愈。

按：疮久不敛、久治不愈者，缘于气血亏虚，真阴不足，故用当归补血汤益气养血，加入鹿角胶这一血肉有情之品以填补真阴；熟地黄大补阴血；山茱萸味酸性温，具有收涩之功，能收敛元气，振作精神；少佐肉桂，是因病迁延日久、阳气不足，而肉桂能温通经脉、益阳消阴。由于辨证准确，用药恰当，故半年余服药5剂而病愈。

月经过多

本方加味对于气不摄血之月经过多亦有良效。如旬邑县武佩玉老中医以当归补血汤加肉桂5g，治疗气血亏虚之痛经且月经过多者，每有良效。

按：当归补血汤药仅两味，然竟有如此神奇的功效与广泛的用途。可见临床处方，能否收到显著疗效，并不在于药味的多少或用量的大小。正如汪昂所云："古人立方，分量多而药味寡，譬如劲兵，专走一路，则足以破垒擒王矣；后世无前人之朗识，分量减而药味渐多，譬犹广设攻围，以庶几于一遇也。"蒲辅周老中医更明确指出："以为药味多而用量大，花钱多，疗效作用就强，这是一种偏见。"实际上，临床疗效并不与药味的多寡、用量的大小、花钱的多少成正比。所以临床辨证，立法处方，应尽可能学习前贤的组方手法。辨证要准确，立法要对证，制方要严密，用药要精纯。

龙胆泻肝汤新用

带状疱疹

郝某，女，58岁，农民。

1995年7月12日初诊：患者头痛1周，呈持续性，头痛剧烈如劈，在当地医院治疗6天，用药不详且鲜效，遂请当地医生会诊，疑为脑部肿瘤，嘱其去西安做脑部CT以确诊，故来诊治。患者双手抱头，蜷卧床上，双目紧闭。问其所苦，曰头痛如火燎，详查其面部，左侧前额有一5cm×6.5cm深褐色丘疹，疹形如粟，饱满晶莹，问其饮食尚可，但口苦，时有恶心，头痛难入寐，大便数日未行，诊其脉弦滑有力，察其舌红苔黄。

辨证：肝胆湿热，邪毒炽盛。

治法：清泻肝火，利胆解毒。

处方：龙胆泻肝汤加减。龙胆草6g，柴胡10g，泽泻10g，车前子12g（包煎），木通9g，生地黄10g，当归12g，栀子10g，黄芩9g，蒲公英15g，连翘15g，甘草10g。5剂，水煎服。

1995年7月18日二诊：患者服药2剂之后，头痛未减，恶心加剧，嘱其加入生姜3片，继续服用。5剂药服完后，头痛十去其七，余症均减，舌红苔薄白，脉弦。药已中病，上方加白术15g，继进6剂，嘱用药渣外敷患处。

1995年8月2日三诊：患者服药之后，头痛已愈，疱疹疮面结痂、色变黑，纳谷少，寐可，大便每日1次，偏稀，舌淡红，苔薄白，脉弦。以香砂六君予加味而善后。

肝阳头痛

刘某，男，60岁，工人。

1992年8月2日初诊。主诉：头痛头昏，每日必作，发作无定时，素有高血压病史，血压195/105mmHg，左半身活动不甚灵活，颜面紫红，伴有胁痛、耳聋、小便色黄、大便秘结。舌红苔白、根部厚腻，六脉弦劲有力。

辨证：肝阳亢越，阳化风动。

治法：清肝潜阳，息风止痛。

处方：龙胆泻肝汤加味。龙胆草9g，柴胡10g，泽泻10g，车前子10g（包煎），木通6g，生地黄12g，当归10g，生栀子10g，黄芩10g，生龙骨、生牡蛎各30g（先煎），夏枯草15g，川芎15g，5剂，水煎服。

1992年8月12日二诊：患者服上药5剂，头痛头昏愈，胁部舒畅，二便基本正常，血压降至165/90mmHg，左半身仍不灵活，舌尖红苔白根部仍腻，脉弦劲有力。宜滋阴潜阳、化痰通络以治其本。处方：熟地黄18g，生山药24g，生白芍15g，怀牛膝15g，当归12g，女贞子9g，郁金9g，远志9g，地龙6g，桑枝30g，生龙骨、生牡蛎各24g（先煎），钩藤9g。上方连服15剂，诸症痊愈。

阴囊潮湿

龙某，男，42岁，干部。

1990年6月15日初诊：患者阴部潮湿5年，加剧1月。每年秋冬减轻，春夏加重，行动时需在阴囊部置一毛巾，痛痒难忍。曾多次求医乏效，经人介绍前来就诊。伴有口苦目赤、小便混浊，平时喜食辛辣，情绪急躁，食纳正常，舌质红苔腻，脉滑。

辨证：肝经湿热下注。

治法：清利湿热，佐以止痒解毒。

处方：龙胆泻肝汤加味。龙胆草6g，栀子9g，黄芩10g，柴胡9g，生地黄10g，当归12g，萆薢15g，苦参9g，泽泻10g，土茯苓15g，甘草10g。5剂，水煎服。

又处：苍术12g，苦参15g，蛇床子12g，白矾6g，花椒9g，防风10g，大蒜杆7根。嘱其每日煎汤外洗患处。

1990年6月20日二诊：患者服药5剂，并坚持每日外洗2次后，痛痒消失，阴部潮湿大减，脉舌同前。以健脾燥湿、祛风活血之法以求巩固。处方：黄芪20g，苍术、白术各12g，防风6g，土茯苓12g，地肤子9g，当归12g。5剂，并坚持每日外洗患处。5年痼疾告愈。

男子不射精症

陈某，男，26岁，工人。

1989年11月25日初诊。主诉：结婚4年，未曾生育。经妇科查患者妻子发育良好，月经正常，夫妻感情好；患者身体强壮，性欲旺盛，阴茎勃起坚挺，但性交时不射精，性交后半小时左右精液自动流出，化验精子成活率及活动性均在正常范围。曾四处求医，诊为男子不射精症。有医者按肾虚予以肾气丸及男宝胶囊，服用3个月，仍不射精。因患者为司机，经常长途颠簸，时有小腹及睾丸硬痛，曾予服少腹逐瘀汤以活血化瘀，仍不见效。经介绍来我处诊治。经查：青年男性，身体强壮，面色红润，食欲旺盛，精神焕发，性欲旺盛，但性交时不射精，性交后精液自行流出、阴茎变软，观所有精液化验均在正常值范围。诉小便黄赤，时有灼热，少腹及睾丸时有硬痛，阴部潮湿，大便偏干，平素性情急躁。经外科查前列腺正常，望其舌质鲜红苔黄，诊其脉象弦滑有力。

辨证：下焦湿热阻滞，精液不能排出。

治法：清热利湿，佐以通利。

处方：龙胆泻肝汤加味。龙胆草6g，栀子10g，黄芩9g，柴胡9g，车前子15g（包煎），泽泻10g，木通6g，生地黄12g，当归9g，郁金10g，路路通9g，甘草6g。7剂，水煎服。患者服药7剂，并用药渣外敷阴部，小便正常，射精成功。第2年10月其妻顺产一女婴。

按：龙胆泻肝汤中，以龙胆草为主药，泻肝胆实火，除下焦湿热；黄芩、栀子协助龙胆草以清肝胆湿热；泽泻、木通、车前子协助龙胆草清利湿热，引火邪从小便而去；因肝藏血，肝经有热，则易耗伤阴血，故以当归、生地养血活血护阴；气郁化火，秉"木郁达之""火郁发之"之意，用柴胡达之发之；郁金疏肝理气活血；诸药寒凉，恐伤胃气，故用甘草调和；路路通利水通络，与甘草共为佐使。全方清中寓疏、降中寓升、泻中寓补，符合肝胆生理特点，组方严谨，结构合理，诚乃一首治肝胆病之良方。临床运用时，只要辨证正确，紧扣肝经热盛或湿热下注之病机，每获良效。但毕竟全方偏于苦寒，一般应中病即止，或在方中伍以健脾和胃之品，病愈之后亦应以调理脾胃为宜。

逍遥散新用

逍遥散是千古名方，出自《太平惠民和剂局方》，常用于肝郁脾虚所致的两胁胀痛、头痛目眩、口燥咽干、情志抑郁、神疲乏力、月经不调、乳房作胀等，临证取其疏肝解郁、调和脾胃之功，用于治疗血管性头痛、胃炎、精神分裂症，疗效比较满意。

血管性头痛

刘某，女，27岁，榆林地区医院护士。

1982年7月14日初诊。主诉：头痛10年，每月发作1次。患者头痛发作与月经密切相关，婚后发作较缓。去年由于工作原因，患者心情不畅，旧病复发，头痛频频发作，且疼痛剧烈，持续时间较长，故去西安医科大学一附院诊治，诊断为血管性头痛，予谷维素、B族维生素、维生素C等治疗（剂量不详），效果不佳，故来我院求中医诊治。患者诉头痛10年，加剧年余，疼痛以两太阳穴跳痛为主，疼痛时剧烈难忍，放声大哭，双手抱头以求缓解。初时发作后尚能投入工作，但随着发作愈加频繁（有时每月发作五六次），持续时间逐渐增长，患者记忆力减退，发作时头脑时清时昧，严重影响工作，伴有纳差食少，精神萎靡，胁部隐痛，头脑昏沉，月经时断时续，量少色暗淡，舌淡苔薄白，脉弦而缓弱。

辨证：肝郁脾虚，兼瘀血阻络。

治法：疏肝健脾，解郁化瘀。

处方：芎芷逍遥散。川芎15g，白芷6g，炒白芍15g，炒白术

15g，牡丹皮6g，茯苓15g，醋柴胡6g，全当归15g，薄荷6g（后下），炙甘草6g。5剂，水煎服。

1982年7月21日二诊：患者服药后，头痛明显减轻，精神转佳食渐增，要求调方。察其舌淡、脉缓，仍以上方加川芎量至30g，嘱服6剂。

1982年7月28日三诊：患者用药后头痛未再发作，月经按时而至，纳谷增进，要求调方以固疗效，上方去牡丹皮，嘱服6剂。后患者来信告知，头痛半年未发，诸症痊愈。

按：患者头痛10年，加剧年余，皆由精神因素所致，西医诊为血管性头痛，疑似中医气滞血瘀型头痛，方用芎芷逍遥散以疏肝解郁，健脾和营，加入川芎这一血中之气药，且用量由小渐大，以加强理气活血及止痛作用。现代药理研究表明，川芎有镇痛、镇静和镇痉等作用，能兴奋延髓呼吸中枢、血管运动中枢，对急、慢性缺血性脑血管病疗效肯定。少佐风药白芷，"巅顶之上，唯风药可达。"全方配伍得当，用量适宜，该大即大，应小则小，此即所谓中医之秘，秘在用量。

慢性胃炎

王某，女，48岁，宝鸡商厦职工。

1996年3月2日初诊：患者胃痛年余，加剧1周。曾在宝鸡某医院诊治，诊为慢性胃炎，服药之后（药名、剂量不详），症状缓解。近日因劳累、生气复发，求治于中医。患者诉胃痛加剧1周，痛时连胁，食少纳差，困倦乏力，心情烦躁，寐则多梦，形体消瘦，大便时溏，舌淡苔白，脉缓。

辨证：肝气犯胃，脾气虚弱。

治法：疏肝健脾和胃。

处方：逍遥散加减。白芍10g，柴胡12g，当归10g，炒白术15g，香附15g，蒲公英12g，砂仁6g（后下），延胡索9g，焦三仙各10g。6剂，水煎服。

1996年3月10日二诊：患者服上药后，胃痛大减，纳谷增进，唯便溏乏力、寐差，舌淡苔白，脉缓。效不更方，以原方化裁如下：柴胡10g，炒白术15g，茯神20g，白芍15g，当归10g，蒲公英10g，香附15g，砂仁6g（后下）。6剂，水煎服。

1996年3月21日三诊：患者胃痛已除，心情舒畅，大便正常，睡眠亦佳，要求调方以巩固疗效。拟以柴芍六君子加味善其后，追访10年再未复发。

按：此案属肝气犯胃、脾气虚弱所致之胃脘痛，方用逍遥散加减调理而愈。对于胃痛的治疗，应知常达变，灵活变通，绝不能仅着眼于"通则不痛"，而是应区别对待本病各个发展阶段的不同表现。方中妙用蒲公英一味，既可解郁，又可清热解毒，故取效甚捷。

精神分裂症

杜某，女，19岁，泾阳县太平乡人。

1991年2月14日初诊：患者因与邻里为地界争吵而致失眠头痛月余，经服镇静、止痛药（药名、剂量不详）之后，症状缓解，后因婚事不遂，旧疾复发，始失眠头痛，继则狂躁不安，嚎叫骂詈，不避亲疏，时而痛哭，时而大笑，家人即带其去某精神病院诊治。该院诊断为精神分裂症。服奋乃静、卡马西平等药之后，患者症状稍有缓解，遂求治于某中医，方用温胆汤，服后鲜效。患者意志消沉，精神萎靡，独居一室，流泪欠伸，记忆明显减退，常独言自语，茶饭少思，彻夜不寐，亦不劳作。其母代述症状：

失眠头痛，胸胁胀满，饮食不思，头脑不清，其家族中无精神病史。观患者蓬头垢面，双目呆滞，时闻叹息独言，舌淡苔白，脉沉弦。

辨证：肝郁气滞。

治法：疏肝解郁，健脾和营，兼以养血安神。

处方：逍遥散化裁。柴胡12g，白芍15g，当归12g，炒白术15g，茯神30g，薄荷6g（后下），远志10g，小麦30g，炒枣仁30g，大枣5枚，甘草10g，龙齿20g（先煎），合欢皮15g，首乌藤30g，枳壳9g。6剂，水煎服。

1991年2月21日二诊：服药后，患者可入寐数小时，头痛减轻，开始进食，并注意整理自身，现已能自述病情。仍觉胸胁胀满，头晕，月经2个月未潮，常不自主地流泪，欠伸，精神抑郁。舌淡苔白，脉缓无力。药中病所，效不更方，仍宗前方化裁：柴胡12g，白芍20g，当归15g，茯神30g，炒白术15g，甘草10，小麦30g，大枣5枚，炒枣仁15g，首乌藤30g，合欢皮10g，菖蒲6g，郁金10g，山楂20g，川芎10g，枳壳9g。6剂，水煎服。

1991年2月28日三诊：患者药后诸症大减，入寐香甜，头已不晕，月经来潮，胸胁舒畅，已不欠伸叹息，要求调方以巩固疗效。仍以逍遥散化裁10剂，共为细末，水泛为丸。随访5年未再复发。

按：此例患者，病因明确，前医不察，按痰论治而乏效。细究病因，加之胁痛胸满、头目眩晕、喜叹息、数欠伸之临床表现，辨证为肝郁气滞，脾失健运，营血失养，方用甘麦逍遥散而愈。本案体现了中医辨证论治的重要性，在临床上绝不能头痛医头，脚痛医脚，而是应细究病因，正确辨证，灵活用药，方能取得满意的疗效。

桂枝汤新用

桂枝汤出自《伤寒论》，其组成仅有桂枝、白芍、生姜、甘草、大枣5味药物。该方组方严谨，效专力宏，有仲景群方之冠的称谓，为治太阳中风表虚的主方，临床用于治疗内科杂病，疗效满意。

阳虚自汗

党某，男，56岁，本院医生。

1998年夏秋之交初诊。患者自入夏以来出汗，动则汗出，自谓盛夏炎热，故未就诊。入秋出汗减少，但每日黎明汗出如珠，衣被尽湿，甚为苦恼。既往病史：患有高血压病史，曾于10年前患中风，眼底有少量出血，后经救治恢复尚可。患者能坚持上班，但步履蹒跚，大便干结，睡眠尚可，查血压正常，舌体胖大，舌苔薄白，脉缓细。

辨证：阳气亏虚，营卫不和。

治法：调和营卫，温通阳气。

处方：桂枝汤加味。桂枝9g，生白芍20g，制附子6g（先煎），生姜3片，甘草6g，大枣3枚。3剂，开水煎服。

处方开后，患者畏其桂附温燥，加之深秋气温仍高，且大便秘结，不肯服药，自服谷维素、三黄片、维生素等不效，方试服1剂，服后黎明汗出减轻一半，复服2剂，黎明出汗止而大便亦不干燥。

半身出汗

牟某,男,36岁,岐山益店中学老师。

1987年暑期初诊:患者自入夏以来,不觉天热;下地劳动时,天气炎热,但左半身无汗。患者详细观察后发现,左侧鼻孔亦少涕,左眼少流泪,右半身出汗等一切正常,适逢暑期返乡,故来就诊。细究病由,亦无缘故,仅诉平时怕冷,冬季尤甚,四肢不温,舌淡苔黄白,脉沉。

辨证:卫阳不振,营卫不和。

治法:温阳和营,佐以通窍。

处方:桂枝12g,白芍20g,白芷9g,生姜3片,甘草6g,大枣3枚。3剂,水煎服。

患者服上方后,左侧已获汗少许,左鼻窍有少量分泌物。药已中病,嘱继进5剂,同时每日用药渣煎汤热浴左边半身,坚持半月之后,偏身汗出痊愈。

按:上二例,一例多汗,一例无汗,予以桂枝汤均获痊愈,皆因同为营卫不和。第一例阳虚漏汗,加入附子以温阳,且黎明为阴阳交接之时,此时阴寒至盛,阳气初生而不壮,固摄无权,故阳虚而漏汗。第二例虽无汗,但与桂枝汤所治中风汗出,同样属营卫不和;方中加入白芷,温而不刚烈,既能驱风通窍,又质滑润,上行头目,能和利血脉而不枯耗,用之则有利无害也。诸药合用,能调和表里上下,调和寒热,且辛散不伤正,方获愈。以上二例乃证明桂枝汤对汗腺分泌有双向调节作用。

真中风

张某,男,52岁,营业员。1978年暮春初诊。患者贪凉,夜卧当风，晨起始觉颜面麻木，洗漱时目不能完全闭合，口角流涎，故急来诊治。患者既往很少生病，饮食、二便正常，检查合作，鼓腮漏气，左眼不能完全闭合，舌淡苔白，脉浮缓。

辨证：风中经络，营卫不和。

治法：祛风通络，温经散寒。

处方：桂枝10g，赤芍、白芍各15g，白芷、地龙、甘草各6g，生姜3片，大枣3枚。3剂，水煎服。

嘱用药渣煎汤外洗左侧颜面，每日2次，同时早晚自行按摩。患者服药后其证十去之七，原方继进3剂，同时外洗并按摩而愈。

按：患者贪凉，夜卧当风，病因明确，风邪侵袭经络，营卫失和，脉络阻滞不通，药用桂枝汤调和营卫，加入地龙、白芷活血祛风通络，外洗以温阳通络，药证相符，加之素体壮实而获效神速。

半身麻木

杜某，男，32岁，西安交大教师。1980年暑期初诊。患者半身麻木月余，与睡眠姿势密切相关，侧卧醒后即感麻木、强直、疼痛、活动受限，必逐渐活动半小时方可缓解，白天活动尚可，但每日醒后即又如前，曾多次服药均见效不著。

辨证：营卫不和，中气不足，脉络痹阻。

治法：调和营卫，通络宣痹。

处方：桂枝9g，白芍12g，黄芪、桑枝各30g，生姜3片，甘草6g，大枣3枚。3剂，水煎服。

服药3剂，患者即感诸症全失，至今尚未反复。

按：王正宇先生生前，对此方应用娴熟，用之对证，其效神速。他认为，麻木之症，多为气血不足，营卫不和，常用桂枝汤加黄芪补中益气固表，加桑枝通经络，且用量均重，使中气充足，营卫调和，络脉通畅。营卫气血调和，麻木之症自除。

胃痛（萎缩性胃炎）

左某，男，48岁，咸阳市交通局干部。

1988年11月2日初诊。患者胃痛3年，加剧1周，伴纳差腹胀、困倦乏力、精神疲惫、四肢欠温，平时易于感冒，怕冷，恶凉饮食，每进肥甘油腻之品即大便溏薄，痛时温按以求缓解，曾做胃镜，结果提示：萎缩性胃炎中度。其面色不华，舌淡苔白，脉软弱无力。

辨证：脾胃虚寒。

治法：温中健脾，和里缓急。

处方：桂枝、炒白芍、焦山楂、香附各10g，黄芪30g，延胡索10g，砂仁（先煎）、炙甘草各6g，生姜5片，大枣3枚。3剂，水煎服。

1988年11月5日二诊：进药3剂，患者胃痛大减，腹胀消失，但大便1天二行，且不成形，恶食生冷，脉舌同前。上方去延胡索，加炒白术20g，6剂，水煎服。

1988年11月15日三诊：患者胃痛十去其八，但仍偶尔胃中隐隐不适，纳谷增进，大便1天一行，精神仍觉困倦，舌淡苔白，脉缓。调方如下：桂枝12g，炒白芍、党参、白术、香附、焦山楂各15g，蒲公英10g，砂仁（先煎）、炙甘草各6g，生姜3片，大枣3枚。6剂，水煎服。

1988年12月5日四诊：前方共服用15剂，患者自觉精神旺盛，纳谷增进，四肢转温，感冒严冬亦未发作，舌质淡红苔薄白，脉缓有力，要求调方以求巩固，以香砂六君子调理以善其后。

按："饮食自倍，肠胃乃伤"，患者公务繁忙，赴宴机会频繁，进食肥甘厚腻，致使脾之运化功能失常，形寒而损伤肠胃，加之身体怕冷，四肢欠温，此为损伤脾胃之阳气，脾胃阳虚，脉络失于温热所致。方用桂枝汤加黄芪、香附、砂仁、白术，以温中健脾、和里缓急；加入延胡索止痛以治其表；加入焦山楂，既可消食导滞，其酸味又可益胃酸，故痛减而纳增。尤怡《金匮心典》中引用徐彬氏之言："桂枝汤，外证得之，解肌和营卫；内证得之，化气调阴阳。"诚乃经验之谈。因患者身体虚弱，脾胃虚寒，故以香砂六君子汤善其后。

前胸冰凉

李某，女，55岁。

2010年5月6日初诊：胸骨冰凉15年，加剧1年。患者自述胸骨前部恶寒怕冷，四季需以布巾护于胸前。胸前稍遇风寒则冰冷不舒，但其余部位正常，纳谷正常，大便正常，舌淡苔白，脉缓。

辨证：营卫不和，卫阳亏虚。

治法：调和营卫，益卫助阳。

处方：桂枝汤加味。桂枝12g，炒白芍20g，生姜3片，大枣3枚，细辛3g，羌活10g，桑枝20g，川芎10g，甘草6g。3剂，水煎服，每日1剂，分2次温服。

2010年5月10日二诊：患者服上方后，胸前冰凉感大减，布巾已可取下，如避风寒，则一如常人，予以上方加减14剂以巩固疗效。后电话回访，其疾痊愈，未再复发。

按：本案患者唯感觉胸骨部冰凉，而无其他症状。医者已业医数十载，也未逢此症，症状怪异，乍遇此症，猝不知从何入手，初审此疾，难得其要，茫然失措。患者亦是多方求治，疗效不彰，且病势益增，抱病累年不愈。但详审其症，以局部冰凉、畏寒为主，盖因胸阳不振，卫阳亏虚故也，《灵枢·本脏》云卫气有"温分肉"之功，阳虚则寒，阳气失于温煦则冰凉不舒。方拟桂枝汤加味，全方共举温振胸阳、益卫助阳之功。简单一方，寥寥数药，一诊而退病势，二诊而愈其疾，解患者15载之疾苦，可见古方之用，在于抓住精要，古方新用，疑难杂病每能迎刃而解。

补中益气汤新用

补中益气汤为李东垣方，本用于治疗中气亏虚，清阳不升，浊阴不降之发热，后世对于此方多有发挥，今选出几则补中益气汤新用案例，整理如下。

风疹

赵妪，1972年仲春诊治。患者皮肤疹出色红，遍身云片状斑点密布，瘙痒异常月余。西医诊治鲜效，故来我院请中医治疗。中医诊断为风疹，方用消风散化裁5剂。服药后乏效，反增泄泻。遂邀王正宇先生诊治。患者独居一室，门窗紧闭，静卧床上，和衣而寝，头盖毛巾。问其故，曰：恶风怕冷，动则汗出。观其身上之疹，遍身云片状疹块密布，头部及毛发之内皆然。高出皮肤，但疹色淡红不鲜。问其病所苦，曰：瘙痒异常，困倦乏力，感冒月余未愈。观其面色㿠白，舌淡苔白，脉象虚弱。

辨证：脾胃气虚。

治法：补中益气，散风除湿止痒。

处方：黄芪30g，党参15g，当归12g，陈皮10g，升麻6g，柴胡5g，白术20g，苍术10g，蛇床子15g，地肤子10g，甘草6g。五剂，水煎服。

服药之后，其子告曰："家母服药5剂，全身疹块消失，感冒、腹泻皆愈。"嘱服补中益气丸以善其后。

按：本案风疹，患者恶风自汗、舌淡脉虚，显系脾胃气虚之脾虚生湿生风。前医不察，用消风散，风疹不愈，反因用药苦寒败胃而引起腹泻。王正宇先生用补中益气汤益气健脾，加入辛温之苍术、蛇床子佐以止痒的地肤子，故风疹愈。本案患者所患感冒亦属气虚感冒，腹泻由用药所致。由于用药紧扣脾胃气虚之本，诸证悉除。

胃脘痛

冯某，女，48岁，1980年3月21日初诊。患者胃痛年余，加剧1周，胃部疼痛、纳差。西医诊断为慢性浅表性胃炎、胃下垂8cm。详问病因，乃因孩子大学辍学，日久生气而引起。患病年余，曾四处求医，疗效不佳。观所用之方，皆柴胡疏肝散、逍遥丸、木香顺气丸、保和丸之类。患者伴有神疲困倦、懒言嗜卧、四肢乏力、不耐操劳、动则汗出、腹部坠胀等症，观其面色苍白无华，舌淡苔白，脉洪而无力。

辨证：中气不足，脾胃虚弱，中气下陷。

治法：升阳益气，健脾和胃。

处方：黄芪30g，白术、党参、香附、蒲公英各15g，陈皮、枳壳各9g，柴胡6g，当归12g。5剂，水煎服。

患者服药后精神好转，纳谷增进，已不自汗，又自取5剂，服药后精神旺盛，诸症大减，已能下地劳作，继用上方10剂制成丸药，以巩固疗效而获愈。

按：本例患者病因明确，医者屡进疏肝解郁、香燥理气之品，致使脾胃之气日耗，阴亦受损。疏泄太过，反使肝气乘脾。脾气更损，胃纳日减，中焦虚弱而失养，以致胃脘疼痛。叶天士主张治疗胃病"忌刚用柔"，所以虽然理气止痛为本病临床常用治法，但运用此法时必须详细辨证，细心调理，应知常达变，灵活变通，绝不能仅着眼于"通则不痛"的治法。对胃脘的治疗，应区别其各个发展阶段的不同表现而对待。本案虽为生气所致，诸医进疏肝理气而不效者，皆由偏执于气滞而忽视其虚所致。方中尤妙之处是加入蒲公英一味，在补中益气汤中加入苦寒药物，既可防该方温补而生热，又可清解郁热而消散痈疮。《本草衍义补遗》载蒲公英："化热毒，消恶肿结核，解食毒，散滞气。"今人已有将胃炎作内痈辨治之报道，王正宇先生治疗思路与此不谋而合。

下颌关节习惯性脱臼

任某，女，48岁。患者1963年生第三胎时，因劳倦过度而致下颌关节脱臼，不能自行复原，须求治于骨科手法复位。初时数年脱位一次，随着年龄增长，脱位频繁发作，有时吃硬食、大笑时也会引起脱位。近年更甚，屡屡求治却无明显效果，病情延续17年之久，患者甚为苦恼。1982年暑期返里，患者前来就诊。主诉：近日有下颌关节连续脱位3次，甚者3日2次。患者就诊时还伴有困倦乏力、不耐劳作、形体消瘦、精神困顿，舌淡苔白，脉虚无力。脉症合参，此病位在上，且病程日久，又有倦怠乏力、不耐劳作，故属气虚证。脾主肌肉，脾气虚则筋脉肌肉懈堕松弛，失其升提固摄作用，致下颌关节脱臼。本病似属同病势、异病位。方用补中益气汤加减。处方：黄芪24g，党参12g，白术12g，陈皮6g，当归9g，升麻6g，柴胡6g，枳壳10g，甘草3g。5剂，水煎服。患者服药后，历经年余，再未发生脱位。后为巩固疗效自取3剂，共进药8剂，诸症痊愈。随访5年，再未复发。

习惯性腰部软组织损伤

张某，女，35岁。1982年10月7日初诊。患者于1982年5月，因拖地用力不当而致腰部扭伤。症见腰部剧痛，活动受限，腰不能挺直，转侧困难。在本院诊治，诊断为"腰部软组织损伤"。予以手法按摩，内服木香顺气丸、三七伤药片，外贴伤湿止痛膏，并经适当休息后，疼痛减轻。但隔月余，患者复因挪动连椅使腰部扭伤，又用上法治疗，见效甚微，后又理疗2周，逐渐恢复。但经此次之后，患者经常发生腰扭伤，有时睡中翻身或大声咳嗽亦能发生腰部软组织损伤，前后半年时间。患者痛苦难耐，前来求治。查患者除习惯性软组织损伤外，素有"胃下垂"病史，伴有纳谷不香、平时怕冷、冬季易于感冒等，舌淡苔白，脉沉无力。其习惯性腰部扭伤显然不能以肾虚论治。考虑患者中气不摄，带脉不固，非但腰伤难愈，且纳差、易于感冒均难以纠正，故拟补中益气汤以观其效。处方：黄芪18g，党参12g，白术12g，青皮、陈皮各6g，当归9g，升麻6g，柴胡6g，川续断15g，桑寄生15g，麦芽15g。上方连服12剂获效，至今习惯性腰扭伤再未复发。

按：此二例虽为骨伤科疾病，但均属脾胃气虚，升提固摄无力所致。脾主肌肉，脾气虚则固摄无力、肌肉筋脉懈堕松弛，失其升提固摄之能。方用补中益气汤，益气升提固摄，药中病所，故而获效甚捷。

反复感冒

周某，女，52岁，以"每年秋季即喷嚏，流涕27年"之主诉于2010年9月1日初诊。患者自27年前因产后调理不慎而出现喷嚏、流清涕，每年秋季即发，症状时有加重，影响日常生活，经常自感周身乏困无力，少气懒言，精神不足，食纳基本正常，寐差，二便调，既往有胆囊切除病史，过敏体质，对桃、染发剂过敏，平素易于感冒，怕冷亦怕热。察舌脉象：舌淡红苔白，脉细。

辨证：脾肺气虚。

处方：补中益气汤加味。生黄芪30g，炒白术15g，党参15g，升麻6g，柴胡6g，陈皮10g，甘草6g，当归15g，乌梅6g，防风6g，炒枣仁15g，茯神20g。7剂，水煎服，每日1剂。

2010年9月8日二诊：诸症明显改善，患者甚为欣喜，偶有喷嚏、流清涕，遇寒加重。舌淡苔薄白，脉细。拟以上方合苍耳子散加味。

处方：生黄芪30g，炒白术15g，党参15g，升麻6g，柴胡6g，陈皮10g，甘草6g，当归15g，乌梅6g，防风6g，炒枣仁15g，茯神20g，苍耳子6g，白芷6g，辛夷6g（包煎）。7剂，水煎服。

2010年9月15日三诊：患者症状基本消失，未有复发，唯觉冬日怕冷，纳谷香，二便调，舌淡苔白，脉细。拟以上方加肉桂10g，桂枝6g。7剂，水煎服。

2010年9月22日四诊：患者诸症皆愈，精神大增，欲求再诊以巩固疗效，遂予上方5剂，以善其后。

按：患者病起产后，产后本虚，又因调养不适，使得中气益虚，土不生金，致脾肺气虚，气虚则周身乏困无力，少气懒言，精神不足。卫表合于肺，卫气失于防御则平素易于感冒；失于调摄则不耐寒热。水谷精微之运化与脾肺甚密，脾失运化，则水液停而不化；肺失宣降，则水液聚而不散，且涕为肺之液，患者流清涕数年，盖因脾肺气虚，失于运化收摄故也。津液属阴，得阳则化，遇寒则凝，患者流涕秋季发作，恰遇秋冬阴寒之气，同气相求，津液凝而不化则涕流涟涟。对于此证，方选补中益气汤加味，补益中气以助运化，培土生金以实肺气，脾肺双调，使得中气得充，津液得运，卫表得固，则诸症自除。

第三章　脾胃病论治经验汇真

人禀五常，撷天地之精华，禀形于椿萱，以天地之精而生，得后天水谷以养。水谷之纳，脾胃首重，上溯《内经》，即有"谷入于胃，游溢精气，上输于脾"。且人非草木，常感天悯人，情难自已，悲相喜易，喜怒交加，或朝野更迭，兴衰两易，乱，则烽火狼烟，兵戎相向，黎民黔首，颠沛流离；治，则声色犬马，纸醉金迷，权豪贵胄，劳逸失衡。延至而今，饮食日丰，恣食肥甘，饱进厚味，"饮食自倍，肠胃乃伤""高粱之变，足生大丁"，脾胃罹疾，依然难却。纵观古今，中土之疾，关乎黎庶生计，远效东垣，近遵叶桂，皆重脾胃。故吾辈当共勉而研修于此，各展所长，花叶递荣。外以疗患者之疾，解患者之苦，使病却苦消而欢颜相向，不使一人向隅而泣；内以修身养性而祛病强身，尽享天年。

今有王氏焕生，乃陕西中医学院已故名医王正宇子嗣，得父精传，先后师从七家，得各家之长，执医50余年，于脾胃论治颇有心得，此撷取一二，略陈于此。

活用半夏泻心汤，胃痛口疮效验方

半夏泻心汤为仲景方，此方原用于小柴胡汤误下伤及中阳，外邪趁虚而入，以致寒热互结于中焦的痞证，其临床表现为：心下痞满，或呕吐，肠鸣下利，舌苔腻而微黄。王焕生将其巧妙地总结为痞、吐、利三大症。此证当以本方平调寒热、散结除痞。方中半夏散结除痞、降逆止呕，为君药；干姜温中散寒，黄连、黄芩泻热开痞，共为臣药，诸药辛开苦降、寒热共调。王焕生在用药时喜用姜半夏，一则减半夏之毒，二则增其降逆止呕之效。本方中人参、大枣甘温益气，补益脾气以复其升降之职，共为佐药；甘草加强益气和中之效，并能调和诸药，是为佐使药。全方平调寒热，散结除痞，开其郁结，复其升降，标本兼治，则痞、吐、利诸症自愈。此方寒热并用以和阴阳，辛开苦降以调气机，补泻同施以顾虚实，标本同治以疗疾苦。

王焕生结合其多年临床经验，灵活运用半夏泻心汤治疗多种疾病，取得满意效果，现列举如下。

胃脘痛：当今社会飞速发展，人民生活日新月异，随之而来的是人们的生活规律无常，生活压力增加，各种因素使得胃病的发生率大大增加。临床常有患者求诊时胃脘胀满不舒，或伴有恶心呕吐，或大便溏泻，而同时又有舌红苔黄，或胃中灼热不舒，病情甚为复杂。若只求片面温中止泻，则增其舌红苔厚；若单以苦寒败火，则更伤中阳，使得泻利日益。王焕生每遇斯证，常教导学生，此证非寒非热，而为寒热错杂之证，相当于西医的十二指肠溃疡、急慢性胃炎、胆汁反流性胃炎、神经性呕吐等，当寒热共治，切不可一叶障目，偏求一方而盲目用药，仲景半夏泻心汤恰对其证，故每用之立竿见影。

【医案】

史某，男，52岁。2010年9月13日初诊。

主诉：胃中灼热、恶心1月，加剧1周。

患者晨起呕吐，胃中胀满不舒，纳差，大便不成形，每日1次，寐安，舌尖红苔微黄，脉细。

辨证：寒热错杂。

处方：半夏泻心汤加减。姜半夏15g，姜黄连8g，干姜6g，党参20g，厚朴10g，炒莱菔子15g，焦三仙各15g。7剂，水煎服。

二诊之时患者自诉症状大减，遂以上方加减继用，共连用14剂而愈。

口疮：口舌生疮，诸医责之于心火亢盛或胃火炽盛，但临床口疮之发则不尽然，如口舌生疮伴有火热充斥之象，则属实热。但临床较多见者，为口舌生疮，伴有大便稀溏，似热非热，似寒非寒，用寒凉之品，则下利益甚，用温热之剂，则口疮益甚。此为上热下寒，诸医不详辨证，多用清胃散、导赤散之类，药性寒凉，伤及中阳，则病情日重而束手无策，而半夏泻心汤平调寒热，用之恰如其分。

【医案】

李某，男，32岁。2008年6月23日初诊。

主诉：反复口舌生疮5年。

患者自诉反复口舌生疮，舌痛不可食物，纳差胃胀，大便不成形，寐安，舌红苔黄，脉缓。

辨证：上热下寒。

治法：辛开苦降，平调寒热。

处方：半夏泻心汤加减。姜半夏15g，姜黄连8g，干姜6g，党参20g，厚朴10g，生地黄12g，木通6g，连翘12g，板蓝根10g，炒白术20g，生甘草6g。3剂，水煎服。上方连服10剂痊愈，追访2年再未复发。

新用柴胡桂枝汤，心下支结用之良

柴胡桂枝汤乃仲景方，《伤寒论》第146条云："伤寒六七日，发热，微恶寒，肢节烦疼，微呕，心下支结，外证未去者，柴胡桂枝汤主之。"原方用于太阳少阳合病，因太阳之邪未解而邪犯少阳之太少两感证。王焕生不拘一格，认为柴胡桂枝汤不仅为外感方，亦为内科良方，他认为心下支结，是因少阳枢机不利，胆气犯胃所致，故以柴胡桂枝汤和解少阳、疏理气机、调和胆胃，以祛胃痛之疾。用药之时芍药量宜大于桂枝量，意在和中止痛。临床辨证抓住心下支结、易于积食、易于感冒等要点，用之每获良效。

【医案】

陈某，男，35岁。2007年5月9日初诊。

主诉：胃痛，胃胀有支撑感。伴口苦，纳差食少，大便正常，舌淡苔白，脉细。

辨证：胆胃不和。

处方：柴胡桂枝汤加减。柴胡12g，黄芩炭8g，党参20g，姜半夏15g，桂枝9g，炒白芍20g，焦三仙各15g，厚朴10g。7剂，水煎服。后以柴胡桂枝汤加减服用20剂而愈，随访1年未复发。

阳虚难受辛热凌，补气升阳辟蹊径

《内经》云"虚者补之""寒者热之"，临床多见阳虚患者，但用桂附之品后出现口苦、苔黄，此所谓"虚不受补"，如妄用辛热，则病情不除而反甚。纵观古今，对于阳虚，并非单用温热之品速补，而是使用少量缓补，"少火生气，壮火食气"，如仲景金匮肾气丸即以阴中求阳、少火生气之法补阳。对于胃阳虚弱至极，稍用温药即口苦者，王焕生则另辟蹊径，处之以补中益气汤加桂枝，目的在于补气而生阳，发挥气的温煦作用。用桂枝，一则为温补阳气，二则为温经通脉。若用之仍出现口苦，先予玄参以清无根之火，不效，则以少量黄芩清之。

【医案】

王某，女，41岁，工人。2006年11月3日初诊。

主诉：四肢冰凉10年余。

患者症见畏寒怕冷，神疲乏力，口微苦，少食纳呆，大便不成形，每日1次，寐安，舌淡苔白，脉细无力。前医处之以附子理中丸加减，患者服药后出现口苦，故现宜灵活变通。

辨证：脾胃阳虚。

处方：补中益气汤加减。生黄芪30g，当归15g，陈皮10g，党参20g，炒白术18g，升麻6g，柴胡6g，焦三仙各15g，黄芩炭5g，桂枝6g，桑枝15g，玄参10g。7剂，水煎服。

二诊之时，患者口苦未现，神疲乏力改善，大便成形。效不更方，仍以前方加减，继服21剂而愈。

公英败酱蛇舌草，逆转肠化效果妙

当今社会，癌已成为剥夺人们生命的头号杀手，几乎人人自危，谈"癌"色变。由于癌的发病机理复杂、发病原因不详，一旦进入晚期，只能听天由命，坐以待毙，所以癌的早期治疗是逆转病情的关键。癌的治疗首先在防，若能对癌前病变进行积极治疗，控制其发展，就能幸免于难。对于胃癌，肠上皮化生就是其癌前病变的一种，西医对此多治疗乏效。王焕生结合其丰富的临床经验，辨证论治，灵活处治，参照现代药理研究，配以蒲公英、败酱草、白花蛇舌草、半枝莲、半边莲，以逆转肠上皮化生，只要坚持治疗，每获良效。

【医案】

李某，男，65岁，工人。2009年9月21日初诊。

主诉：胃痛、胃胀半年余。

患者症见口苦，胃中嘈杂不舒，纳差，夜寐不安，大便干结，2～3日一行，舌红苔黄，脉细数。西京医院诊断为慢性萎缩性胃炎伴肠上皮化生。经人介绍，前来就诊。

辨证：胆胃不和。

治法：调和胆胃。

处方：柴平汤加减。柴胡12g，黄芩10g，姜半夏15g，党参20g，厚朴10g，陈皮10g，佛手10g，当归12g，生白术15g，败酱草12g，蒲公英15g，白花蛇舌草15g。7剂，水煎服，以观后效。

后以此方连服4月余，患者初诊之症全无，继以原方加减连进2个月，以巩固疗效。后在西京医院做胃镜显示肠上皮化生消失而痼疾告愈。

景岳古方柴平汤，口苦胃胀有奇长

柴平汤即小柴胡汤合平胃散，王焕生用之治疗胃脘痛，抓住口苦、胃胀两大主症，每获奇效。《伤寒论》云："小柴胡证，但见一证便是，不必悉具。"故胃脘痛中见口苦症状即用小柴胡汤。胃胀为胆气犯胃，小柴胡汤疏肝清胆和胃，平胃散行气消胀，两方合之，标本同治，使肝气舒畅，木不乘土而胃胀自消，胆热清而口苦自愈。

【医案】

贾某，女，72岁，农民。2008年4月19日初诊。

主诉：胃中胀满不舒4月余。

患者症见口苦，口中有异味，纳差食少，神疲乏力，多梦寐差，大便稍干，2日1次，舌淡红苔薄黄，脉细有力。

辨证：胆胃不和。

处方：柴平汤加减。柴胡12g，黄芩10g，西洋参10g，姜半夏12g，厚朴10g，佛手10g，生白术18g，酸枣仁15g，当归12g，佩兰10g，焦三仙各12g。7剂，水煎服。

二诊：患者口苦未现，胃胀十去其八，精神转良，梦寐改善，继以上方处之。

三诊守方不变，先后三诊共服21剂而愈。

脾虚湿困饮食差，参苓白术效果佳

参苓白术散是《太平圣惠方》之名方，用于脾虚湿困，水湿不行，湿浊偏走大肠而致的泄泻。湿阻中焦，脾失运化，则纳差腹胀；水湿偏走大肠，气滞不行，水湿相搏而肠鸣漉漉；脾为气血之源，脾失运化而气血生化乏源，故神疲乏力、面色萎黄。千古名方参苓白术散集补中气，渗湿浊，行气滞于一方。方中桔梗之用值得一提，一则载药上行，二则宣肺以开启上源，肺气宣水道通调而水湿自利，使脾气得运，而诸症自除。王焕生对于此类泄泻常加入延胡索以行气止痛，气行则津行，水湿运行调畅则脾不受湿困。若下利频数，可配伍肉豆蔻、诃子、石榴皮、赤石脂以涩肠止利。若大便稀溏如水，可配以五苓散以利水湿，利小便以实大便。

【医案】

董某，男，47岁。2009年6月10日就诊。

主诉：腹泻14年，加重7天。

患者14年来大便时溏时泻，饮食稍有不慎腹泻即作。日均在3次以上，偶有黏液附着。7天前因食水果加重，粪质稀薄，夹有未消化食物，便次增多，日行5～7次，腹胀闷，食少，神疲乏力，体瘦，面色无华，舌淡苔白，脉缓弱。

辨证：脾胃虚弱。

治法：健脾益气。

处方：参苓白术散加减。党参15g，白术15g，扁豆12g，莲子肉12g，砂仁6g（后下），云苓20g，山药20g，薏苡仁12g，陈皮15g，甘草6g。

连服上方10余剂，诸症皆匿，连续观察1年再未复发。

按：患者久泻脾伤，脾胃虚弱，运化无权，水谷不化，清浊不分，故见大便次数多，粪质稀薄；脾胃健运失司，故见腹胀闷，食少，粪便夹有不消化食物；脾虚气血生化之源，故见神疲乏力，体瘦，面色无华，舌淡苔白，脉缓弱也为脾胃虚弱之象。治疗以补脾健胃为主。方用党参、山药、白术健脾益气；云苓、扁豆、薏苡仁健脾利湿；砂仁、陈皮行气健脾；莲子肉、炒山药涩肠止泻，诸药共奏健脾益气、渗湿止泻之功。

面色萎黄中气虚，补中益气加三七

　　补中益气汤为东垣名方，用于中气亏虚诸症，若中焦脾胃气虚，水谷失于运化，则气血生化乏源，气失鼓动则神倦乏力；气失升举则发脱肛、阴挺等。故以补中益气汤培补中气以复中气之职。王焕生在临床上善用补中益气汤治疗气血亏虚的面色萎黄，而少用八珍汤、十全大补汤的原因在于：中气亏虚，脾失运化，常有纳差，而八珍、十全大补之类滋腻之方会更碍运化，用之常适得其反。王焕生用补中益气之法，补气而生血，遵从"有形之血不能自生，生于无形之气"的原则，且气为血之帅，气行则血行，运用此法，集补血、行血为一体。方中加入三七为用药一绝，三七为止血活血要药，补气生血，配以活血行血，且三七入血分，可疏通血脉，使补而不滞。三七为活血止血药，若用丹参、桃红之类，中气本虚，气不摄血，恐有动血之虞。故合方补气生血，补而不滞，活血通脉又无动血之弊，使气血生化，充养周身，则面色萎黄自愈。

　　【医案】

　　马某，女，28岁，1991年8月1日初诊。

　　主诉：面色萎黄，倦怠乏力月余。

　　患者症见纳呆，食无味，神疲气弱，面色无华，眼不欲睁，察舌脉象：舌质淡红苔薄白，脉虚无力。

　　辨证：中气亏虚，气血乏源。

　　治法：补中益气，健脾养血。

　　处方：补中益气汤加减。当归15g，黄芪30g，党参20g，白术

15g，陈皮15g，升麻10g，柴胡6g，三七5g，甘草10g，生姜15g，红枣5枚。水煎，日1剂，分2次温服。经服此方15剂，患者面色红润，精神转好，纳谷增进，病情告愈。

虚寒夹热证难辨，少佐黄连效连连

脾胃病临床常见为虚寒症状，如胃脘冷痛，喜温喜按，大便溏泻，但同时又伴有舌红等热象，属寒而似热，故医家在用药时常因此而琢磨不定。王焕生常用香砂六君子汤稍佐黄连，使问题迎刃而解。究其原因，是此为中焦脾胃虚寒，气机不行，或运化失常，食积而生内热，故以少量黄连泻其内热，且少量黄连有厚肠止利之功，不惧其过于苦寒而致泻利不止。此法既温散中焦之寒，又能泻其积热。

【医案】

王某，男，33岁，农民。2009年9月20日初诊。

主诉：胃胀胃痛1月余。

患者症见胃脘不舒，喜温喜按，厌食纳呆，大便不成形，每日1次，舌红苔白，脉濡细。

辨证：脾胃虚寒，兼有内热。

处方：香砂六君子加减。木香10g，砂仁10g（后下），陈皮10g，姜半夏15g，党参20g，黄芪30g，炒白术20g，延胡索12g，厚朴10g，焦三仙各15g，佛手10g，炒莱菔子15g，姜黄连3g。7剂，水煎服。

2009年9月26日二诊：患者胃胀未现，胃痛减轻，纳谷增进，大便成形，每日1次，舌淡苔白，脉细。拟以上方减姜黄连，继服7剂而病情告愈。

胃痛便秘阴液损，芍甘枳百最生津

芍甘枳百汤为天津中医药大学王士福教授的验方，取芍药甘草汤和百合乌药散的方意，由芍药、甘草、枳实、生百合四味药组合而成，用于胃阴不足之胃痛、便秘。方中以芍药甘草汤酸甘养阴，既可补胃阴之不足，又可缓急止痛；以百合乌药散养阴润肺，肺与大肠相表里，润肺而使肺能为大肠行津液，该方还可行气导滞，使热结下行。合方养阴生津、润肠通便、甘缓和中、濡润疏导，使阴液充而胃痛消，津液复而大便调。

【医案】

高某，女，53岁，工人。2009年10月12日初诊。

主诉：胃痛1年，加剧2周。

患者症见胃脘隐痛，尚可忍受，嘈杂不舒，胃痛夜间加剧，口干，纳差，寐差，大便干结，3～4日一行，舌淡红苔薄白而干，脉细。

辨证：胃阴亏虚。

治法：滋养胃阴，和胃止痛。

处方：芍甘枳百汤加味。芍药30g，甘草15g，枳实15g，生百合20g，沙参12g，麦冬12g，首乌藤20g，当归15g，生白术20g，杏仁10g，焦三仙各15g。7剂，水煎服。

二诊诸症大减，病情向愈，再以上方续进5剂而愈。

胃肠燥热大便干，妙用仲景麻仁丸

麻子仁丸又名脾约丸，顾名思义，主治脾约证。脾约证是指由于胃肠燥热，脾阴不足，使脾受约束，脾不能为肠输布津液，津液输布失常，但走膀胱而致肠失濡润，故大便干结而小便频数的病证。方中以小承气汤泻下通便，以芍药、白蜜滋阴润燥而养脾阴。全方泻下药与润下药同用，泻而不峻，下不伤正，使燥热去，腑气通，阴液复，脾津布，而大便自调。王焕生在运用此方之时多配以当归、肉苁蓉。当归之用，一则润肠通便，二则滋养脾阴。肉苁蓉润肠通便，其性温，可防泻下药苦寒凉遏。如若兼有夜寐不安，多配以柏子仁，以养血安神、润肠通便。对于大便兼见黏液者，常加入白头翁以清肠化滞。

【医案】

吴某，男，43岁，工人。2009年8月21日初诊。

主诉：大便困难1年余。

患者症见全身乏力，口渴喜饮，多食易饥，脘腹胀痛，小便频数，大便干燥，3日1次，舌质红，苔薄黄，脉弦而数。

辨证：脾阴不足，肠燥便秘。

治法：润肠通便。

处方：麻子仁丸加减。火麻仁20g，杏仁10g，枳实10g，厚朴10g，白芍18g，焦大黄5g，瓜蒌12g，薤白10g，川楝子9g，陈皮10g。7剂，水煎服。

2009年8月28日二诊：患者大便已通，但仍干燥，腹胀未现，精神转好，拟以上方再进7剂。

三诊就诊时告病情痊愈，欲再服以巩固疗效，遂拟以平胃六君子加减。后电话回访，1年内再未复发。

舌红苔少大便干，灵活运用一贯煎

一贯煎为滋阴疏肝的一首名方，用于肝血不足，血虚气郁。临床用之于胃阴气虚，症见舌红少苔、口干、胃痛、大便干结者，效果尤佳。舌红为胃阴不足，虚火内生，血热充斥之象；胃阴不足，不能上潮于口，则苔少而干，临床可见剥脱苔、镜面舌、鸡心舌等。方中用沙参、当归、麦冬、生地黄以滋阴润燥，使胃阴得养而胃火自清。肝体阴而用阳，以当归、枸杞滋养阴血以养肝体，佐以少量川楝子顺肝性，以调畅气机，防诸药滋腻而碍胃。全方使胃阴得养，阴血得滋，气滞得舒，而诸症自愈。临床用之多合芍药甘草汤，一则酸甘化阴以滋养阴液；二则甘缓和中以疗胃脘之痛。若口干较甚，可配伍乌梅、甘草以酸甘养阴，或酌情配伍石斛、黄精；大便干结者，可稍佐泻下之品，以导热下行而泻下存阴。

【医案】

张某，女，28岁。2009年8月15日初诊。

主诉：胃痛1周余。

患者症见胃脘隐隐作痛，口燥咽干，大便干结，舌红少津，脉细数。

辨证：胃阴亏虚。

治法：生津除燥，滋阴养胃。

处方：一贯煎合芍药甘草汤加减。生地黄12g，北沙参15g，麦门冬12g，枸杞子15g，川楝子9g，当归10g，白芍30g，柏子仁15g。7剂，水煎服。

连服上方35剂，诸症皆匿，病情告愈。

卧寝惟觉床褥单，中气亏虚为由原

临床见患者自诉总觉床褥过于单薄，虽已加铺多层而仍觉卧寝不适，常伴有困倦乏力、不耐劳作、纳差食少、形体消瘦。盖因脾主肌肉，中气不足，脾气不健，气血生化乏源，故筋肉失养而形体消瘦，自觉床褥单薄著骨；气失鼓动而困倦乏力；脾失运化而纳差。当治以补中益气，用补中益气汤灵活加味，使脾气健运，气血化生有源，筋肉得以充养，则诸症自除。

【医案】

袁某，男，43岁，咸阳市人。2009年5月12日初诊。

主诉：睡觉自觉床褥单薄、生硬不舒3年。

患者症见面色萎黄，神疲乏力，纳差食少，嗜睡，形体消瘦，大便不成形，每日1次，舌淡苔白，脉虚。

辨证：中气亏虚。

治法：补中益气。

处方：补中益气汤。炙黄芪20g，党参20g，炒白术20g，炒当归15g，升麻6g，柴胡9g，陈皮10g，炙甘草6g，生姜3片，大枣3枚。5剂，水煎服，以观后效。

2009年5月17日二诊：患者服上方后自觉睡眠舒畅，纳谷增进，精神转好，大便仍不成形，舌淡苔白，脉细。效不更方，继以上方加减予之。继服10余剂，诸症皆愈。

夏秋吐泻暑湿伤，急用藿半胃苓汤

　　夏秋之际，暑热下蒸，地气上升，常暑湿相合，然而脾喜燥而恶湿，故此时最易伤及脾土，外感暑热而内伤湿滞。湿热中阻，脾胃失和，升降失司，则上吐下泻，胸膈满闷不舒。治之当表里双解，调理中焦脾胃功能。王焕生常处之以藿半胃苓汤，即胃苓汤加藿香、半夏。方中以藿香、桂枝、苍术解表化湿，使外邪得散；以平胃散理气和胃，燥湿健脾，复脾胃升降之职；以五苓散利湿健脾。湿热相合，尤为难解，常热裹湿中，湿包热外，湿遏热伏，故湿去而热自发。王焕生运用此方治疗夏秋吐泻颇有经验，每以3剂而祛疾。

　　【医案】

　　陈某，男，35岁。2009年7月15日初诊。

　　主诉：恶心，腹泻4天。

　　患者经输液治疗3天未效，每日泻下10余次，泻下如稀水，纳差，精神萎靡，舌质红，苔黄腻，脉虚。

　　辨证：暑湿泄泻。

　　治法：健脾化湿，和胃止泻。

　　处方：藿半胃苓汤。藿香15g，姜半夏12g，白术15g，茯苓15g，猪苓15g，泽泻15g，黄连3g，苍术9g，厚朴15g，陈皮9g，焦三仙各20g。1剂，水煎服，嘱停一切西药。

　　二诊：患者自述泻止呕停，精神好转，纳谷增进，欲再服上方以巩固疗效。遂书上方2剂予之，嘱咐其注意饮食。

头晕目眩暑气伤，妙用清暑益气汤

东垣清暑益气汤用于治疗元气本虚、暑湿较重之证。症见困倦乏力，气喘汗出，口渴欲饮冷，头中昏蒙不清，头晕目眩，甚至下蹲起身后难以自持。盖因中焦气虚，运化失司，且脾虚升清乏力，又夏月暑湿困脾，更益病情之重，从而使清阳不升，而头晕昏蒙不清；暑热耗伤气阴，故气喘汗出，口渴欲饮冷。方中以生脉散益气养阴，使气复津生，汗止阴存；以葛根、苍术解表；以党参、黄芪益气健脾，并配以理气祛湿之品，使脾气健而气血生，暑湿除而眩晕止。

【医案】

万某，男，60岁，干部。2009年8月23日初诊。

主诉：眩晕2天。

患者除眩晕外，还伴纳差、神疲乏力、心慌气短，遂来就诊。测血压：80/50mmHg，自服藿香正气水，但仍头昏自汗，四肢困倦，身热口渴，不欲饮食，肢体沉重，舌质淡，苔白腻，脉虚。

辨证：脾胃气虚，感受暑湿。

治法：升阳益气，清暑化湿。

处方：清暑益气汤加减。黄芪20g，党参30g，麦冬9g，五味子9g，白术9g，苍术9g，青皮、陈皮各6g，葛根9g，神曲15g，升麻6g，甘草6g，酒柏6g，泽泻15g，当归9g，生姜3片，大枣3枚。5剂，水煎服。

患者服上方后诸症大减，二诊时，嘱其按原方继服3剂。

痛泻要方调肝脾，防风妙用堪称奇

痛泻要方为《丹溪心法》方，仅由白芍、白术、陈皮、防风组成。本方用于脾虚肝旺之泄泻，症见肠鸣腹痛，大便溏泻，泻必腹痛，泻后痛缓，脉两关不调，左弦而右缓。究其原因，因脾虚肝旺，土虚木乘所致。脾受肝乘，运化不利，清浊不分。全方以补脾柔肝、缓急止泻为主。方中防风之用耐人寻味，该药在此，非为解表，其用法有四：一则胜湿止泻，因"风能胜湿"，湿去清阳升而泻止；二则入肝经，作为引经药；三则祛外风、息内风，本方所治肠鸣腹痛即泻的症状，为肝气横逆成风之象，故以防风平息内风而使痛止，不专止痛而痛止，盖治本故也；四则疏肝使肝气调达而不乘脾土，与芍药相配以疏肝柔肝。本方虽寥寥四味药而每获神效，是源于其精妙的配伍。

【医案】

袁某，女，43岁，教师。2009年8月20日初诊。

主诉：反复脐周疼痛3年余。

患者3年前因饮食不洁出现阵发性腹部疼痛，腹痛即泻，情志舒畅则大便正常。以后每因工作紧张、精神压力大而导致脐周疼痛，痛引少腹，嗳气纳差，大便稀溏，每日2～3次，便后或矢气后疼痛减轻，舌淡红，苔薄白，脉沉弦无力。

辨证：肝脾不和。

治法：调和肝脾。

处方：痛泻药方加减。陈皮10g，防风6g，炒白术20g，延胡索12g，木香8g，小茴香6g，柴胡6g，炒白芍20g，甘草6g。

以此方连服20余剂，纳谷增进，大便正常，心情舒畅，即使逢情志不舒，大便仍正常，再未见大便稀溏、脘腹不舒之症，病情告愈。

五更黎曙急如厕，温阳止泻四神可

四神丸为治疗肾泄的名方。肾泄又名五更泄，临床见五更时腹痛如厕，大便急迫，泻后则舒。因五更阴气较盛，阳气萌发之际，阴寒内盛，命门之火不能上温脾土，脾阳不升而水谷下趋，故见五更泄泻。四神丸温阳止泻，主药有4味，可分为两组，一组为二神丸，即肉豆蔻、补骨脂；一组为吴茱萸、五味子。二神丸有温补脾肾，助阳固脱止泻之功，使命门火旺而温煦脾土。五味子则以其酸收之性收敛肝气，大便急迫为肝气横逆之象，于五更黎曙收敛肝木升发之气，从而使木不乘土，配吴茱萸以温中止痛，使肝气得敛而脾土得温。四神丸用药虽少，但组方精妙，故以其神效流传于世。

【医案】

马某，女，65岁，礼泉人。2009年9月13日初诊。

主诉：晨起如厕，肠鸣腹痛，大便稀溏30年，加重1月。

患者自述30年前于产后受寒引起间歇性腹泻，平时多见肠鸣，腹部冰凉不舒，多方诊疗未愈。近月来，日渐加重，每天凌晨醒来，即出现里急后重，急解大便，便不成形，日行2次，体力骤降，饮食无味。

辨证：脾肾阳虚。

治法：温补脾肾，固肠止泻。

处方：四神丸合真人养脏汤加减。吴茱萸6g，五味子15g，补骨脂15g，肉豆蔻15g，诃子15g，木香10g，炒白术20g，党参20g，肉桂6g，炒白芍15g，延胡索12g。7剂，水煎服。

2009年9月20日二诊：患者晨起如厕仍现，但痛势大减，纳谷增进，精神转好。效不更方，继以上方加减处之。其后连续服药30余剂，诸症皆匿，随访1年再未复发。

湿热痢用芍药汤，赤白脓血服之良

痢疾为临床常见病，其中湿热痢更为常见，症见腹痛，大便脓血，赤白相兼，里急后重，肛门灼热，小便赤短，舌苔黄腻，脉弦数。盖因湿热蕴结中焦，气血失调所致。王焕生治疗此病，常因准确辨证而疗效显著。临证抓住赤白脓血、里急后重、舌苔黄腻等主症。其用药特色如下：以黄芩、黄连清肠化滞、清热除湿；重用芍药以养血和营、缓急止痛，佐以当归养血活血，既体现了"行血则便脓自愈"之理，又可防湿热耗伤阴血；木香、槟榔行气导滞，体现了"行气则后重自除"之理；以大黄"通因通用"，通腑使湿热积滞从大便而去；以少量肉桂温通血脉，既防诸药之寒凉，又可起反佐之用，以防寒凉拒药。全方寒热共投，行气调血并用，使湿去热除而痢疾自愈。

【医案】

由某，男，37岁。2009年1月13日初诊。

主诉：大便稀溏，下利脓血5日。

患者症见大便日行七八次，无发热，伴腹痛、里急后重。曾服用多种抗生素不效。

辨证：湿热痢。

病机：湿热蕴结肠胃，气机不宣，酿为脓血。

治法：清热化湿，调气和血。

处方：芍药汤加减。当归30g，白芍30g，黄连9g，木香10g，秦皮10g，炒莱菔子15g，甘草5g，白头翁10g。7剂，水煎服。

2009年1月20日二诊：患者药后诸症减轻，便次减少。加黄芩9g，黄柏10g。7剂，水煎服。

2009年1月27日三诊：患者腹痛、里急后重和便下脓血症状已除。大便正常，日行1次。停服汤药，改服香砂六君子丸以善其后。

久泻上热下却寒，加减运用乌梅丸

乌梅丸为仲景名方，原方用于治疗上热下寒之蛔厥证，后世将其继承与发扬，广泛运用此方治疗消渴、胃痛等疾。王焕生匠心独具，化裁此方，将此方用于治疗久泻久利之上热下寒证，每能出奇制胜，获效良佳。究其原因，总不离上热下寒之病机。久泻久利，脾胃虚寒，肠滑失禁，气血不足，湿滞久积不去，郁而化热，则寒热虚实相错。本方寒热共投，集酸敛固涩、温阳补虚、清热燥湿于一体，切中病机，故用之每可奏效。

【医案】

田某，女，55岁，工人。2009年1月13日初诊。

主诉：大便稀溏1月余。

患者症见腹泻，每日3～4次，不成形，腹痛肠鸣，夜尿频数，形体消瘦，四肢冰凉，纳谷不香，胃脘部嘈杂不舒，寐安，舌边红苔薄黄，脉细。

辨证：上热下寒之泄泻。

治法：寒热并投，标本同治。

处方：乌梅丸加减。乌梅10g，桂枝6g，干姜6g，蜀椒5g，细辛3g，党参15g，当归15g，延胡索12g，益智仁15g，茯苓15g，姜黄连3g，焦三仙各15g。7剂，水煎服。

二诊：患者服上方后诸症大减，拟以原方继进7剂。

三诊：患者大便成形，四肢觉温，胃脘部嘈杂未现，纳谷馨香，舌淡红苔薄白，脉细。以香砂六君子丸巩固疗效。

舌苔厚腻气不畅，加减三仁效力彰

临床常见身重疼痛，肢体倦怠，面色淡黄，胸闷不舒，脘腹胀满，纳差，口中不清爽或口气臭秽，午后身热，舌苔厚腻，脉弦细而濡。此为湿热相合，湿胜于热，气机郁滞所致。湿性重浊黏腻，易阻气机，致气机运行不畅，湿浊困脾，气血生化乏源，加之脾主肌肉四肢，故见身重疼痛、肢体倦怠；脾胃为气机运行之枢纽，湿热蕴于脾胃，气机升降失司，则胸闷不畅、脘腹胀满；湿热交结，湿热相蒸，上潮于口，则舌苔厚腻，口中黏腻不爽或口气臭秽；湿为阴邪，旺于申酉，正邪交争，故午后身热，于此当治以宣畅气机，清热利湿。王焕生临床辨证常抓住舌苔厚腻、口中不清爽、胸腹胀满不舒的症状，以三仁汤化裁，屡获佳效。方中杏仁宣上焦肺气，使水道通调，畅行上焦气机，气行则湿去；白豆蔻行气宽中，芳香化湿，畅通中焦气机；薏苡仁甘淡渗湿，健运脾气，使湿浊从下焦而走，三仁同用，分消湿邪。除三仁外，王焕生在方中加入滑石、竹叶、通草加强三仁利湿之功，半夏、厚朴燥湿行气。对于口气臭秽者，王焕生临证常用三仁汤配伍藿香、佩兰以化湿浊。本方三焦同治，宣通上焦、畅利中焦、渗利下焦，重在恢复三焦气化功能，使三焦调畅，气机通畅，而诸症自愈。

【医案】

任某，男，35岁，工人。2009年8月24日初诊。

主诉：胃脘胀满不舒2月余，加剧10天。

患者脘腹胀满，胃中嘈杂，困倦乏力，口中黏腻不清爽，纳差，大便可，每日1次，舌边红，苔黄厚腻，脉濡细。

辨证：湿热中阻。

治法：清热利湿，调畅气机。

方剂：三仁汤加减。

处方：杏仁10g，薏苡仁20g，白豆蔻12g（后下），厚朴10g，党参15g，苍术10g，通草6g，姜半夏12g，姜黄连3g，藿香10g，佩兰10g，焦三仙各12g。7剂，水煎服。

二诊：患者胸闷腹胀减轻，口中黏腻未现，食欲增进，舌苔薄白，脉细。继以上方4剂巩固，后电话随访，病情痊愈。

脾胃病证临床特点

脾胃病证是指在感受外邪、内伤饮食、情志不遂、劳逸过度等病因的作用下，发生在食管、胃、肠道的，以脾胃功能失调为主的一类内科病证。常见的有胃痛、腹痛、痞满、呕吐、呃逆、噎膈、泄泻、痰饮、便秘、吐血、便血等。这些疾病在人群中发病率高，中医治疗具有明显的疗效。

一、脾胃病的证候特征及病性

脾胃同居中焦，以膜相连，互为表里。胃主受纳腐熟，主通降；脾主运化，主升举，主统血。"脾宜升则健"，主升清；"胃宜降则和"，主降浊。二者一纳一化，升降有序，共同完成水谷饮食的消化、吸收与输布，为气血生化之源，后天之本。脾病多虚，有气虚、阳虚、阴虚之分；脾为阴土，易被湿困而失其健运。胃病多实，常为寒、热、饮食所伤；胃为阳土，易化燥伤阴而失其和降。脾胃与其他脏腑关系密切，脾胃有病，可影响到其他脏腑；其他脏腑有病，亦可影响到脾胃，从而构成了脏腑病证的相乘相侮的病理演变，形成临床表现为在气在血、偏寒偏热、有虚有实，或虚实、寒热、气血错杂并见的脾胃病的证候特征。

二、脾胃病证治宜忌要点

胃为阳土，喜润而恶燥；脾为阴土，喜燥而恶湿。所以在辨证时，应注意湿易伤脾，多用醒脾燥湿之剂，少用甘润滋腻之品，以免助湿伤脾碍运。在辨治胃病时，当注意燥热易伤胃阴，选择甘凉滋润之剂，慎用辛香温燥之剂，以防伤阴化燥，有碍润降。

脾气主升，胃气主降，脾以升为健，胃以降为和。治脾病时主要选用健脾、运脾、升提之药；治胃病时，主要选用滋润、益胃、和中、降逆之药。

"实则阳明，虚则太阴"，胃病多实证，多热证；脾病多虚证、多寒证。补虚泻实，中焦之虚常用健脾、补气、温中、固摄之品，中焦之实多用消积、化滞、泻热、理气之药。胃为六腑，传化物而不藏，故以通为用。治疗胃腑疾病时，常以"通"为主法。广义的"通"法，强调审证求因，审因论治，辨证施用。

久病入络、久痛入络、正气虚弱等都可以导致瘀血内停。对于胃脘久痛、久痞、噎嗝等导致的瘀血内停，均当以活血化瘀、通络散结为法。

脾胃病也可由他脏病变所致，如肝郁乘脾犯胃、脾肾阳虚、心脾两虚等，所以在治疗脾胃病时，应全面考虑，运用生克关系、表里关系和整体观念等理论来辨治。

三、脾胃病的用药特点

脾胃生理各异，喜恶不同，用药有刚柔之别。脾主运化，宜升则健，又为柔脏，喜用刚药，临床用药喜燥恶湿，常用药如淡附片、炒白术、苍术、木香、砂仁、白豆蔻之类，常用方剂如四君子汤、平胃散、健脾丸等。胃为多气、多血之腑，主受纳腐熟，以通为用，以降为顺，临床喜用柔润之药，常用药如沙参、麦冬、黄精、石斛、生地黄、玄参等，常用方如益胃汤、沙参麦冬汤、一贯煎等。

补通适宜，动静结合，脾胃病证在治法上可用补、通两字概括。其所用药物的特性也可分为"动药"和"静药"。所谓动药，即辛香走窜之品，药性活跃，功效为理气活血，疏郁散滞，但久服易耗气伤阴，损伤正气，如川芎、枳实、青皮、陈皮、柴胡、香附、砂仁、白豆蔻等。静药多具有补益滋腻作用，久服易阻滞气机，碍脾腻胃，如党参、白术、熟地黄、阿胶、桂圆、山茱萸、炙甘草等。调气行血，疏肝散邪之药多为动药，其性属阳；而补益气血，滋补肝肾之多为静药，其性属阴。在一张处方中，一要动静药结合，二要寒热药相配伍，并注意补益与疏导药的比例。古人用方，补剂必加疏导药，方能使其补而不滞，滋而不腻。如补中益气汤用陈皮、六味地黄汤用三泻、归脾丸用木香等配伍，均体现了这一组方特点。切忌在临床上见虚尽用补药。有些证候确系虚证，但虚不受补，若纯用补药，反而会使患者出现牙痛、口舌生疮、饮食大减、脘胁痞胀等症，使病情复杂化，欲速则不达。所以，脾胃病遣方用药要动静结合，补通适宜，以利主攻目标的明确性，保证药物的正效应。

四、脾胃病证特效专药与药对

1. 脾胃病特效专药

健脾药：炒白术、山药、扁豆、党参、薏苡仁、莲子、芡实等。

温脾药：干姜、高良姜、肉桂、荜茇、甘松、毕澄茄、丁香、草果仁等。

升脾气：葛根、升麻、柴胡等。

理脾气：香附、陈皮、青皮、木香、佛手、香橼、厚朴、莱菔子等。

化湿药：半夏、苍术、白豆蔻、砂仁、藿香、佩兰、紫苏梗等。

清热药：连翘、蒲公英、白花蛇舌草、半枝莲、半边莲、败酱草、焦栀子等。

消食药：焦三仙、槟榔、鸡内金、莱菔子等。

生津药：麦冬、石斛、玉竹、沙参、黄精、乌梅、木瓜、天花粉等。

降逆药：半夏、橘皮、竹茹、枳壳（大剂量可升气）、柿蒂、刀豆子、生姜、旋覆花、代赭石等。

除痞药：大腹皮、厚朴、枳实、沉香、槟榔等。

2．脾胃病证常用的有效药对

在治疗疾病时，各科都有针对性极强的药对应用在处方中。如咳嗽常用紫菀配款冬花；治消渴、降血糖，用苍术配玄参；降尿糖用黄芪配山药等。脾胃病也常使用药对治疗。药对的加入使主治方剂功效明确，相反相成，相得益彰，用之得当，可起到画龙点睛、事半功倍之效。现将常用于脾胃病的有效药对归纳如下：吴茱萸配黄连，散郁清热，平肝制酸；高良姜配香附，温中散寒，暖胃止痛；丁香配肉桂，温暖脾肾，散寒缓急；半夏配黄连，辛开苦降，和胃消痞；干姜配黄连，寒热并用，专治胃肠寒热错杂证；厚朴配黄芩，表里同治，清肠化湿；半夏配陈皮，行气化痰，和胃止呕；神曲配山楂，消食导滞，开胃降脂；豆蔻配砂仁，芳化湿浊，开胃醒脾；山药配扁豆，甘淡运脾，补脾止泻；乌梅配甘草，酸甘化阴，生津止渴；白芍配甘草，甘缓解痉，缓急止痛；桂枝配甘草，辛甘化阳，温经通脉；苍术配厚朴，燥湿降逆，蠲饮祛浊；木香配槟榔，疏肠止痛，健胃消胀；槟榔配南瓜子，驱除绦虫，调理脾胃；三棱配莪术，消积化癥，破血软坚；枳实配竹茹，通降胃气，和胃降浊；丁香配柿蒂，暖胃祛寒，平冲止呃；青皮配陈皮，调理肝脾，理气消胀止痛；香附配公英，理气通络，清热消痈止痛；乌梅配木瓜，酸收养胃，生津润燥，善治虚痞、厌食；生麦芽配绿萼梅，甘淡运脾，生发胃气；枸杞配地骨皮，滋阴清热，治虚热胃痛；丹参配砂仁，化瘀理气，活络止痛；甘松配绿梅花，疏肝醒脾，解郁止痛；枳实配白术，健脾化滞，消痞宽中；香附配郁金，调气和血，疏肝止痛；白术配苍术，健脾燥湿，标本同治；白及配三七粉，化瘀止血，收敛固涩；地榆配槐花，清化湿热，凉血止血；半夏配伏龙肝，和胃降逆，暖中止呕。以上药对，它们的组成或寒热相配，或表里相配，或补泻相配，或气血相伍，或动静结合，或升降相成，刚柔相济，阴阳互补，补而不腻，通而不泄，补中寓泻，泻中寓补，既丰富又灵活，用于处方之中，每能获得制胜奇效。

五、以脾胃为中心的健康观

1. 脾胃与人体阴阳平衡

脾具有主运化、主升清、主统血的作用，与胃合称为"仓廪之官"（《素问·灵兰秘典论》）、"仓廪之本"（《素问·六节藏象论》）。脾脏功能的发挥有赖于脾之阴阳协调。如缪希雍《先醒斋医学广笔记》说："胃气弱则不能纳，脾阴亏则不能消。"万全《养生四要》说："受水谷之入而变化者，脾胃之阳也，散水谷之气而成营卫者，脾胃之阴也。"《血证论》亦说："脾阳不足，水谷固不化；脾阴不足，水谷仍不化也。譬如釜中煮饭，釜底无火固不熟，釜中无水亦不熟也。"胃主受纳和腐熟水谷，饮食在胃中初步消化，形成食糜，将精微物质游行布散，上输于脾，通过脾之运化，散精于肺，供养周身。《素问·太阴阳明论》指出"脾为胃行其津液"。脾胃同居中焦，以膜相连，病理之间相互影响，表现为以下几点。①纳运失调：脾虚失运则纳谷不香，胃不受纳则脾之运化失其基础。②升降失调：脾气不升，健运失职，可导致食滞胃脘而浊气不降，胃不能将游溢之精气上输于脾，致脾气虚，脾不升清，或脾虚下陷。③燥湿不济：湿邪困脾，脾阳不振，则脘腹胀满，食欲不振，口甜口腻，舌苔厚腻；胃燥伤津，则大便秘结。脾为阴土，喜燥而恶湿；胃为阳土，喜润而恶燥。《临证指南医案》曰："太阴之土，得阳始运；阳明阳土，得阴自安。以脾喜刚燥，胃喜柔润。"脾胃燥润相济，共同构成一个阴阳平衡的系统。脾胃同处于中焦，可影响心、肝、肺、肾各脏之阴阳。王焕生认为，脾胃之阴阳平衡是维持人体阴阳平衡的关键。《黄帝内经》十分重视"胃气"，提出"人体以胃气为本"的思想。胃气主要是指脾与胃消化吸收饮食物的生理功能。故有"胃气强则五脏皆盛，胃气弱则五脏皆衰"之说。

总之，人体是由多层次、多方面的阴阳对立组成的统一整体，阴阳之间相互抑制、互根互用，在此基础上相互消长、相互转化，维持着人体的相对平衡。人与自然息息相关，人体阴阳也与自然界之阴阳变化相适应。就人体阴阳随四时之气的变化而言，脾胃为气机升降之枢纽，故人体阴阳之平衡尤以脾胃为重。脾胃纳运相协、升降相因、燥润相济，其功能正常与否，在一定程度上关系着人体正气之强弱。清代医家黄元御的"一气周流"理论中，即以中气斡旋为中心。

2. 脾胃与元气的关系

元气是源自先天之精的维持人体生命活动的根本之气，它既是脏腑活动功能的表现，又是脏腑活动的产物。元气在人体生存与健康方面起着关键作用，而脾胃对元气的虚实又起着决定性作用。"真气又名元气，乃先身生之精气也，非胃气不能滋之。"（《脾胃论·脾胃虚则九窍不通论》）"元气之充足，皆由脾胃之气无所伤，而后能滋养元气。若胃气之本弱，饮食自倍，同时脾胃之气既伤，而元气亦不能充，而诸病之所由生也。"（《脾胃论·脾胃虚实传变论》）脾胃为元气之本，元气为健康之本。以调理脾胃在肿瘤康复中的应用为例，在一般情况下，中期局限性肿瘤可进行手术摘除、化疗，以尽快消除和控制原发病灶，在实施"急则治标"的办法的同时，还需要中药补虚扶正，调理脾胃，提高机体抗病能力，消除残留癌毒和残留病因，争取得到治本的效果。年龄大、体质虚弱和晚期或已转移的癌肿患者，往往正气衰败，身体虚弱，不能承受手术或放疗带来的严重不良反应，则适宜用中药治疗，调理脾胃，增强抗病力，提高生活质量，延长患者生命。中医常用的康复法有食疗和药物疗法。患者术后，由于麻醉、出血及手术后禁食等因素，致使胃肠功能紊乱，表现出脾气亏虚的症状，此时调理脾胃，可采用香砂六君子汤之类的方剂以增进食欲。化疗后的患者常见脾胃功能紊乱，出现食欲不振、恶心、呕吐、腹胀、腹泻等，宜进食健脾和胃、促进消化与吸收之品，如银耳、薏米粥等。体虚明显或创口久不愈合者，多为气血虚弱所致，治当补气养血，可选用人参养荣汤之类，以达到扶正祛邪之目的。

3．脾胃的升降作用

自然界的一切事物都在不停地运动变化发展着，而升降沉浮为运动的主要形式。人与自然界是息息相关的，人体与自然界有相类似的升降沉浮运动。人体的升降枢纽在脾胃。脾升胃降，升则上输于心肺，降则下沉于肝肾，故脾胃健运，才能"清阳出上窍，浊阴出下窍，清阳实四肢，浊阴归六腑"。此外，肝主疏泄，能调畅气机，协助脾升胃降；能促进胆汁分泌，从而助脾运化。若脾胃气机失常，肝主疏泄功能紊乱，易出现肝脾不和等证，进而影响一身之气的升降出入。中焦脾胃虚损，上可及肺，下可及肾，故李东垣提出"肺之脾胃虚"并加以阐发。他所说的"肺之脾胃虚"实质上是脾胃虚损不能为肺输布精微的一种病变，习惯上称之为"土不生金"，可见肺与脾胃关系密切。当脾胃虚损时，肺气也会不足。如肺痿多因脾胃津伤，不能养肺，以致肺津逐渐枯燥而出现了咳痰不易吐出、声音嘶哑、下肢痿痹不用等症状，其治疗独取阳明。对于进行性肌营养不良症而言，西医对于本病的研究虽然已经达到了基因水平，但治疗方面仍缺乏有效的药物。

中医将本病诊断为痿证。《素问·痿论》说："治痿独取阳明。"治疗多以健脾和胃、补气养血为主，胃主受纳，为水谷之海，以降为和；脾主运化，以升为健，脾主肌肉四肢，统摄血液。脾胃共处中焦，为气血生化之源，气血充足，则四肢肌肉得养。进行性肌营养不良症多见肢体肌张力低下，筋脉弛缓，软弱无力，食少纳呆，少气懒言，脉细无力，治疗以补中益气汤或六君子汤等加补气血、强筋壮骨之品。

4．内伤脾胃，百病由生

脾胃为滋养元气的本源，因此，脾胃损伤必然导致元气不足而产生各种病变。李东垣说："脾胃之气既伤，而元气亦不能充，而诸病之所由生也。"这是脾胃内伤学说的基本观点。脾胃内伤致病，是由于人体升降浮沉的气化活动发生障碍或被破坏所致，李东垣认为："或下泻而久不能升，是有秋冬而无春夏，乃生长之用陷于殒杀之气，而百病皆起矣，或久升而不降亦病焉。"由于升浮的失常，影响了正常的沉降，以致"清气不升，浊气不降，清浊相干，乱于胸中，使周身血气逆行而乱"。因此，脾胃气虚，升降失常，便会产生种种病变。"四季脾旺不受邪"，应常养护脾胃。造成脾胃虚弱的原因，李东垣认为有"饮食不节则胃病……胃既病，则脾无所禀受……故亦从而病焉"及"形体劳役则脾病……脾既病，则其胃不能独行津液，故亦从而病焉"。又说："因喜怒忧恐，损耗元气……此所以病也。"这三方面因素在形成疾病的过程中，往往是先后影响，交互为患的。如"先有喜怒悲忧恐，为五贼所伤，而后胃气不行，劳役饮食不节继之，则元气乃伤"等情况。若脾失健运，为湿所困，则易生痰。《明医指掌·痰证》说："夫人之气道，贵乎清顺，顺则津液流通，何痰之有也！"若气血津液稍有一时不得运行，则隧道不通，凝滞而为痰，痰饮一旦产生，可随气流窜全身，外而筋络、肌肤、筋骨，内而脏腑，全身无处不到，从而产生各种不同的病变，即"百病皆由痰作祟"。

现代医学实验证明，脾虚患者不仅有胃肠道功能的异常，也有自主神经、内分泌代谢、微循环等方面的改变。此结论说明"脾虚则百病由生"的理论有着广泛的病理学基础，亦为从脾胃论治百病提供了理论依据。

第四章　王焕生临床效验方汇萃

1.柴牡五金汤：治胆结石、胆囊炎，柴胡、黄芩、姜半夏、党参、金钱草、鸡内金、郁金、海金沙、延胡索、川楝子、生牡蛎。

2.柴桂平汤：主治口苦、胃胀、纳差、心下支结，柴胡、黄芩、姜半夏、党参、桂枝、炒白芍、陈皮、厚朴、佛手、莱菔子、炒白术。

3.甲亢汤：治突眼瘿，炒柴胡、浙贝母、连翘、生地黄、玄参、白芍、牡蛎、柏子仁、黄药子、海藻、昆布；

4.消渴方：治糖尿病之肝肾阴虚，生山药、黄精、五味子、牡丹皮、熟地黄、怀牛膝、山茱萸、肉桂、天花粉；

5.清暑益气方：治夏季血压低、头晕，生黄芪、党参、甘草、当归、麦冬、青皮、陈皮、建曲、黄柏、葛根、苍术、白术、升麻、泽泻；

6.藿半六君子汤：治胃胀恶心、呕吐，藿香、姜半夏、陈皮、厚朴、佛手、莱菔子、党参、炒白术、茯神。

7.加味导气汤：治腹痛胀气、疝气，小香、木香、吴茱萸、槟榔、川楝子、木瓜、炒白芍。

8.肝郁头疼方：川芎、白芷、牡丹皮、焦山栀、炒柴胡、当归、炒白术、炒白芍、甘草、茯苓。

9.逍遥安神散合葛蒲郁金汤：治抑郁烦躁，炒柴胡、当归、炒白术、炒白芍、茯神、甘草、石菖蒲、郁金、合欢皮、炒枣仁、首乌藤、龙齿。

10.黄芪桂枝五物汤合六味地黄汤、活络效灵丹加伸筋草、透骨草：治老年退行性骨病，腰疼、腿痛。

11.加减逍遥散：治疗乳癖、乳房肿胀，逍遥散合牡蛎、浙贝母，青皮、陈皮、夏枯草、王不留行、瓜蒌。

12.清金散：治三干症，即口干、鼻干、咽干，栀子、黄芩、枇杷叶、生地炭、天花粉、连翘、麦冬、薄荷、玄参、甘草、桔梗。

13.痛经方：治女性瘀血痛经，香附、桂皮、丹参、桃仁、红花、川芎、赤芍、益母草、延胡索。

14.天麻钩藤饮加减方：治单纯血压高之肝阳上亢者，天麻、钩藤、石决明、生杜仲、怀牛膝、桑寄生、首乌藤、黄芩、夏枯草、地龙、益母草、茯神。

15.百合固金汤：治肺部疾病，咳痰带血，百合、熟地黄、生地炭、玄参、川贝母、桔梗、甘草、麦冬、芍药、当归。

16.二母清顺汤：治疗肺热咳嗽、黄痰、黄涕、大便干燥，天冬、麦冬、当归、黄芩、玄参、知母、川贝母、瓜蒌、橘红、甘草、茯苓。

17.半夏泻心汤合导赤散：治疗口疮，姜半夏、姜黄连、干姜、党参、生地黄、木通、竹叶、甘草、连翘、板蓝根、薏苡仁。

18.清肝引经汤加减：治肝经郁热之倒经、引血下行，当归、白芍、生地炭、牡丹皮、栀子、黄芩、茜草、川楝子、怀牛膝、白茅根、甘草。

19.止咳散加减：治孕期咳嗽，橘红、茯苓、川贝母、紫菀、款冬花、黄芩、白术、砂仁、紫苏梗。

20.参苓白术散加减：治疗泄泻，党参、茯苓、炒白术、桔梗、陈皮、莲子、炒山药、白扁豆、炒薏苡仁、砂仁、肉豆蔻、诃子。

21.大柴胡汤：治胰腺炎腹痛，柴胡、黄芩、大黄、枳实、半夏、白芍、大枣、生姜。

22.知柏地黄丸加地骨皮、白薇：治疗手心发热、脚心发热。

23.五子衍宗丸加减：治不育症，枸杞子、菟丝子、覆盆子、五味子、车前子、熟地黄、炒山药、山茱萸、鱼鳔；治肾阳虚严重者，加锁阳、巴戟天、淫羊藿、炒杜仲。

24.芍药甘草汤合脾阴汤：舌麻、舌辣、舌痛，白芍、甘草、黄精、佩兰、生山药、藕节。

25.麻杏二三汤：治慢性哮喘急性发作，麻黄、杏仁、橘红、法半夏、茯苓、紫苏子、白芥子、莱菔子、甘草。

26.柔肝降脂汤：治血脂异常、脂肪肝，土茯苓、山楂、泽泻、茵陈、丹参、草决明。

27.鼻渊方：鼻渊，流涕不止，桃仁、红花、当归、生地黄、白芍、苍耳子、辛夷、白芷、益母草、三七。

28.参苏饮：治气虚及孕妇风寒感冒，川芎、当归、白芍、陈皮、大腹皮、人参、紫苏、桔梗、甘草，川芎换为佛手、人参换为党参。（孕妇禁用药：一切泻下药，葛根、破血、活血化瘀类药物，利水类药物）

29.加味大黄牡丹汤：治疗阑尾炎，冬瓜仁、红藤、制附子、焦大黄、炒薏苡仁、牡丹皮、桃仁、橘核、荔核、延胡索。

30.藿香胃苓散：治吐泻、腹胀、浮肿、泛吐清水，藿香、陈皮、厚朴、佛手、莱菔子、党参、白术、茯苓、猪苓、泽泻。

31.柔肝逐水汤：治肝硬化腹水，丹参、郁金、三七、白花蛇舌草、柴胡、白芍、茵陈、炙甘草、麦芽、茯苓、白术；腹水严重者加猪苓。

32.葶苈大枣泻肺汤：治悬饮、胸中胀闷，葶苈子、大枣；重者加猪苓、茯苓。

33.银翘散加减：治风热感冒，金银花、连翘、柴胡、黄芩、葛根、板蓝根、焦三仙。

34.二四六合剂：治脱发、须发早白，女贞子、墨旱莲、当归、熟地黄、白芍、川芎、山药、山茱萸。

35.四妙散加味：治阴囊潮湿，苍术、黄柏、怀牛膝、炒薏苡仁、车前草。

36.加味五苓散：治饮水则吐，猪苓、茯苓、泽泻、桂枝、白茅根、白术。

37.四黄三花二草一根汤：治天行赤眼及眼睛干痒、痛烂，姜黄连、黄芩、黄柏、栀子、金银花、红花、连翘、甘草、龙胆草、板蓝根。

38.二陈汤加味：治皮下脂肪瘤、痰多，半夏、橘红、茯苓、甘草、白芥子。

39.加味缩泉丸：治肾气不固的夜尿频、尿床，山药、台乌药、益智仁、山茱萸、金樱子、鸡内金。

40.赤小豆散：治尿路感染，车前子、瞿麦、萹蓄、滑石、栀子、甘草、木通、麻黄、赤小豆、木通。

41.柴平汤合银翘散：治疗低热不退，生柴胡、黄芩、姜半夏、党参、陈皮、厚朴、莱菔子、白术、金银花、连翘、葛根、板蓝根、焦三仙。

42.加味小柴胡汤：治肝功异常、单纯转氨酶升高，柴胡、黄芩、半夏、党参、炙甘草、丹参、赤芍、茵陈、泽泻、贯众。

43.左慈丸加减：治肾虚耳鸣，熟地黄、山药、山茱萸、泽泻、茯苓、牡丹皮、蝉蜕、磁石、焦三仙；若阴虚火旺、潮热、烦渴，加知母、黄柏。

44.消导方：治小儿消化不良、面部白斑，炒白术、姜半夏、茯苓、连翘、使君子、槟榔、石决明、焦三仙、鸡内金、建曲、枳实、莪术。

45.麻子仁丸加减：治疗大便干燥便秘，火麻仁、芍药、杏仁、大黄、厚朴、枳实、大云、当归。

46.冠心病2号方：治心悸、冠心病，桃仁、红花、赤芍、川芎、丹参、降香、三七、党参、麦冬、五味子、瓜蒌。

47.肾病方：治尿蛋白、隐血增高，生黄芪、猪苓、茯苓、土茯苓、白茅根、益母草、石韦、鱼腥草、山茱萸、炒山药、金樱子、熟地黄；隐血加大蓟、小蓟。

48.通络四物汤：治中风后遗症，口眼㖞斜，当归、熟地黄、川芎、白芍、白附子、僵蚕、全蝎、甘草、益母草。

49.麻黄连翘赤小豆汤合五苓散：治头面部浮肿、下肢浮肿，麻黄、连翘、赤小豆、桑白皮、猪苓、茯苓、泽泻、白茅根、炒白术。

50.加味桃红四物汤：治疗颈椎病，桃仁、红花、当归、熟地黄、白葱、川芎、威灵仙、鹿衔草、葛根、三七。

51.小柴胡汤加紫苏：治经期感冒、体质虚弱、血压正常或偏低者，合用补中益气汤、玉屏散。

52.八珍益母汤：治月经延期，有补益气血之功，党参、炒白术、茯苓、甘草、当归、熟地黄、白芍、川芎、益母草。

53.芍甘枳百汤：治胃阴不足，胃中嘈杂，口干，便干不畅。白芍、甘草、枳实、百合。

54.约营煎：治妇人血尿，生地炭、白芍、黄芩、川续断、地榆、槐米、荆芥穗、墨旱莲、甘草、乌梅。

55.二通汤：治脓耳，夏枯草、熟地黄、知母、路路通、黄柏、木通、细辛、甘草。

56.下奶仙方：主治产后少乳，黄芪、当归、木通、白芷、猪前蹄。

57.治肝火犯胃胃痛方：本方寒热并用，以止痛为主，川楝子、焦山栀、白芍、郁金、延胡索、干姜。

58.防眩汤：治头晕头胀、血压正常或偏低，半夏白术天麻汤、四物汤、六味地黄汤加陈皮，姜半夏、白术、天麻、当归、熟地、白芍、川芎、山药、山茱萸、陈皮。

59.治寒热错杂泄泻方：党参、姜半夏、黄芩、干姜、茯苓、姜黄连、白术、木香、炙甘草、大枣。

60.加减芍药汤：治腹痛、下痢赤白脓血，芍药、槟榔、大黄、黄芩、黄连、当归、肉桂、木香、甘草；下痢白脓加生姜、砂仁、茯苓、苍术；下痢便血加川芎、地榆、槐米。

附　录

附录一：高考前后诸证的中医辨证论治

1.气血不足证：乏力，记忆力减退，纳食减少，面色无华，大便或干或溏，舌淡红，脉细弱。

主方：归脾汤加减。

组成：生黄芪20g，党参20g，炒白术20g，远志12g，木香6g，炒枣仁15g，龙眼肉15g，当归15g，茯神15g，甘草6g，焦三仙各15g，熟地黄15g，建曲15g，藿香10g。

2.肝郁脾虚证：忧郁，以担忧恐惧为主，伴见心烦、失眠、神疲食少、大便时干时溏，舌淡，脉弦而虚。

主方：逍遥安神散。

组成：炒柴胡12g，当归15g，炒白芍15g，炒白术20g，茯苓15g，炒枣仁15g，首乌藤15g，生龙骨15g（先煎），合欢皮15g，远志12g，建曲15g，焦三仙各15g，炒山药15g，石菖蒲15g。

附录二：新型冠状病毒感染主要症状的
中医论治

1.发热：高热，体温达38.5～40℃。

主方：银翘散加味。

组成：金银花15g，连翘15g，生柴胡12g，黄芩炭12g，葛根15g，紫苏叶12g，藿香12g，焦三仙各15g。

2.咳嗽：咳嗽多痰，胸闷气短。

主方：止嗽散加味。

组成：炙百部15g，前胡15g，紫菀15g，荆芥12g，橘红15g，清半夏9g，瓜蒌15g，茯苓15g，款冬花15g。

3.咽痛：咽痛如刀割。

主方：玄麦桔甘汤加味。

组成：玄参15g，麦冬15g，桔梗15g，甘草10g，马勃7g，木蝴蝶6g，牛蒡子15g，芦根20g，藿香10g，焦三仙各15g。

4.身痛：周身骨节疼痛难忍。

主方：羌活胜湿汤加减。

组成：羌活12g，独活12g，葛根15g，川芎15g，白芷9g，藁本10g，防风15g，藿香15g，芦根20g，鱼腥草15g，焦三仙各15g。

5.食欲不振：表证不显，畏寒发热轻，不欲饮食。

主方：保和丸加味。

组成：藿香15g，芦根20g，鱼腥草15g，焦山楂15g，炒神曲15g，炒莱菔子15g，姜半夏9g，茯苓15g，连翘15g，陈皮15g，炒麦芽15g。

附录三：新型冠状病毒感染后遗症的中医论治

1.咳嗽：咳嗽，多痰，乏力。

主方：补肺汤合二陈汤。

组成：党参20g，生黄芪20g，五味子9g，桑白皮15g，紫菀15g，熟地黄15g，清半夏9g，橘红15g，茯苓15g，焦三仙各15g。

2.胸痹：胸闷气短，胸部疼痛。

主方：补肺汤合生脉散。

组成：党参20g，生黄芪20g，五味子9g，桑白皮15g，紫菀15g，熟地黄15g，麦冬15g，瓜蒌15g，川芎15g，紫苏梗15g，焦三仙各15g。

3.心烦：心烦易怒，失眠多梦。

主方：逍遥安神散。

组成：炒柴胡12g，当归15g，炒白芍20g，茯神20g，炒白术20g，炒枣仁15g，首乌藤15g，龙齿20g，瓜蒌15g，藿香15g，姜黄连3g，焦三仙各15g。

4.食欲不振：不思饮食，乏力，偶见干咳。

主方：补肺汤合保和丸。

组成：党参20g，生黄芪20g，五味子9g，桑白皮15g，紫菀15g，熟地黄15g，焦山楂15g，陈皮15g，连翘10g，茯苓15g，炒麦芽15g，姜半夏9g，炒莱菔子15g，炒神曲15g。

附录四：王正宇先生医案选

一、重脾胃善用升阳益气

王正宇先生对金元四大家之一、补土派的李东垣所创的脾胃学说甚为推崇，对其有精深的研究，于临床治疗尤重视调理脾胃。他认为脾胃既乃后天之本、气血生化之源，又为元气之本，而元气系健康之本。元气虽源于先天，但出生之后，又必须依靠后天脾胃的滋养和补充，所以脾胃虚则元气衰，元气衰则诸症由生。脾胃居中央，是人体气机升降运动的枢纽，升则上输于心肺，降则下归于肝肾，因而脾胃健运，才能维持人体正常的生理功能。若脾胃气虚，升降失常，内则五脏六腑、外而四肢九窍，都会发生种种病变。王正宇先生对李东垣所用方剂、药物都有精深的研究，用于临床，得心应手，常守原方，每获良效。

【气虚发热】

冯某，女，41岁，工人。

1978年9月6日初诊：患者低热3月，体温在37.8～38℃之间波动。西医诊断不明。经用柴胡注射液、青霉素、链霉素等，热仍不退，后改服中药六味地黄汤、知柏地黄汤、清骨散共计30余剂。然病仍不减，反增纳差、头晕、困倦嗜卧、常自汗出、动辄感冒、气短懒言、大便稀溏等症。患者手足烦热，常喜入凉水中，夜寐以紧贴墙壁为舒，他医诊治3月罔效，故来就诊。观其面色㿠白，察其舌脉象：舌淡苔白腻，脉象沉弱。

辨证：气虚发热。

治法：补中益气，甘温除热。

处方：黄芪12g，党参9g，当归9g，陈皮6g，柴胡6g，白术9g，生姜3片，大枣3枚。5剂，水煎服。

1978年9月15日二诊：患者药后烦热大减，已能安寐，饮食亦增，然仍有困倦，便溏。药既中病，效不更法，药味略加变通：黄芪12g，党参12g，白术9g，茯苓9g，陈皮6g，砂仁6g（后下），甘草6g。5剂，水煎服。

1978年9月28日三诊：患者服药后诸症已除，唯留便溏，继用香砂六君子丸调理善后，调治月余而愈。

按：本案显系气虚发热，由脾胃气虚，谷气下流而蕴为湿热，迫使阴火上冲而致。而前医不察，屡进滋腻之品，不仅低热未除，更碍脾胃运化功能，故饮食难进，大便稀溏。治用补中益气法，使脾胃之气旺，运化功能正常，水谷精微得以运送至各脏腑，脏腑阴液充足，而其热势自消。

【脾虚暑湿】

寇某，女，54岁，干部。

患者于3日前上班时，突然头痛眩晕，心慌气短，站立不稳，遂来就诊。测血压80/50mmHg，西医诊为"低血压"，予静脉注射葡萄糖、维生素C，因输液反应而中止，后服西药升压药品，并嘱休息3天。之后患者仍头昏自汗，四肢困倦，身热口渴，不欲饮食，胸中烦闷不舒，肢体沉重，并云近年夏季时均有低血压、头晕等发生，但以此次为甚，故来就诊。其舌质淡，苔白腻，脉虚。

辨证：脾胃气虚，感受暑湿。

治法：升阳益气，清暑化湿。

处方：黄芪15g，党参15g，麦冬9g，五味子6g，白术9g，苍术4g，青、陈皮各6g，葛根9g，神曲9g，升麻3g，甘草3g，酒柏6g，泽泻6g，当归9g，生姜3片，大枣3枚。5剂，水煎服。

患者服药后诸症大减，开始上班。5日后患者再诊，嘱原方继服5剂。后测得血压105/80mmHg。诸症悉除。

按：王正宇先生认为，暑月湿（热）当令，湿热之邪易耗气伤津，如脾胃素虚，邪气乘虚而入，即罹此疾。本病运用李氏清暑益气汤原方最为合拍，一般不予加减化裁。方中参芪益气固表；二术并用燥湿强脾；麦冬、五味子保肺生津；黄柏泻热而滋肾水；青皮平肝破滞；当归养血和阴；神曲化食消积；升葛解肌而升清；泽泻泄湿降浊；陈皮理气；甘草和中。该方药多而不杂，主次分明，临床亦可用于治疗西医所谓之低血压，往往获取良效。

【臌胀】

刘某，女，37岁，工人。

1977年7月14日来诊。患者腹部胀满2年多，每于下午胀甚，状如五六月之妊娠。望颜面及两唇㿠白无华，困倦乏力，经多方查体，均无异常。其舌淡红而润，脉沉细缓弱。沉为在里，细为血少，缓弱主脾气虚，㿠白亦为气虚之象，诊断为臌胀（单腹胀），证属脾失健运，不能制水化湿。治宜补中益气、健脾和胃以培其本，佐以行气利水以治其标。处方：党参12g，陈皮6g，厚朴9g，白术9g，当归9g，紫苏梗9g，茯苓9g，川芎6g，木香3g，甘草6g，白芍9g，木通3g。5剂，水煎服。服药5剂，腹胀即减大半，再以原方去木通、川芎、木香，增黄芪12g，以巩固疗效。上方连服15剂，腹胀全消，恢复工作，此后八载虽家务繁忙，然未复发。

按：《景岳全书·气分诸胀论治》云："单腹胀者，名为鼓胀，以外虽坚实而中空无物，其象如鼓，故名鼓胀。且肢体无恙。胀惟在腹，故又名单腹胀。"《寓意草》指出："从来肿病，遍身头面俱肿尚易治，若只单腹胀，则为难治。"本案即属单腹胀。由于抓住了脾虚失运，清阳不升，水谷精微不能输布的病机所在，故治疗采取升阳益气、健脾和胃以培其本，行气利水以治其标，标本兼顾，收效甚捷。王正宇先生认为治疗单腹胀应采用"塞因塞用"的治疗原则。治疗由脾虚所致的单腹胀，必须用大剂党参、白术、茯苓等以健脾气，佐以陈皮、紫苏梗、莱菔子、厚朴以行其气，但应处处照顾脾胃，切忌攻伐；血虚者倍当归、白芍、川芎；小便短少者，应加猪苓、泽泻、滑石以消其肿，待肿胀消退后，仍需调理脾胃，使脾胃健旺、元气充足，则诸症自除。

二、虚阳上越巧施导龙入海

王正宇先生于"导龙入海"之法有精深独到之研究。他认为"导龙入海"即引火归原，其理论根据为《内经》阴阳平衡的观点，即与肾的生理功能有关，其渊源可追溯到仲景的金匮肾气丸。仲景虽未直接提出此法，但其意已寓于金匮肾气丸之中，后世医家遵仲景之圣意，引申发展，创立本法。本法的基本原则是调整阴阳，补偏救弊，使阴平阳秘，趋于平衡。本法所治之证多由肾阳亏损而起，阳虚而阴盛，久而久之，愈演愈烈，终使阴阳不能维系，阴盛格拒虚阳，使其不得内守而上越，致使阴盛于下，阳浮于上，而成下寒上热之势。王正宇先生据此，巧施导龙入海之法，将金匮肾气丸化裁为附桂二地牛五味方，组方：熟地黄30g，生地黄30g，肉桂、附子各3～9g，牛膝9g，名为简化肾气丸，作为引火归原的基本方。本方药简力宏，临床可用治虚火鼻衄、牙痛、耳痛、喉痹、头痛、齿衄、眩晕等病证，今举验案4则于后。

【头痛脑鸣】

陈某，女，76岁，大荔县人。

1979年4月16日求诊。患者于1977年突发鼻衄，经服西药止血剂后，鼻衄虽止，但经常头晕头痛作响，耳鸣不止。屡服中西药无显效，故来就诊。除上述症状外，尚有口渴，不欲饮水，腰痛背恶寒，小便清长，面色不华，舌淡苔白润，两尺脉沉弱，此乃下元虚寒，逼其无根之火上浮所致也，治宜引火归原。处方：生地黄、熟地黄各30g，附片6g（先煎），肉桂3g，牛膝9g，云苓9g，泽泻12g，牡丹皮9g。上方连服3剂，诸症痊愈。

【虚火鼻衄】

王某，男，29岁，岐山县城关公社人。

1966年8月18日求诊。患者鼻衄3年，或作或止，久治不愈，血色清淡，颜面苍白，畏寒肢冷，诊其脉沉细弱，察其舌淡苔润。此属龙火上燔，虚火上炎之鼻衄也，治宜引火归原。处方：生地黄、熟地黄各30g，附片6g（先煎），肉桂6，牛膝6g。连服5剂，衄止病愈。

【虚火眩晕】

张某，女，62岁，北京市人。

1975年4月下旬就诊。患者自述1965年曾患肾盂肾炎，尚未根治，并患主动脉突起变形、血小板减少症、高血压。现觉头昏眩晕，腹及四肢发胀，大便秘结，头面烘热，下部有冷感，测得血压170/110mmHg，舌淡体胖润，脉虚弦、两尺无力。

辨证：肾精不足，阴盛阳浮。

治法：温补肾阳，引火归原，佐以利水。

处方：简化肾气丸加味。熟地黄18g，生地黄12g，附片15g（先煎），牛膝9g，山药18g，白芍12g，五味子9g，云苓9g，牡丹皮9g，泽泻9g。

上方连服6剂，患者眩晕诸症悉减，血压降至120/90mmHg，唯偶有烦躁，来函索方。根据前方及病情变化遂书方复之：附片15g，牛膝9g，生地黄12g，熟地黄12g，山药15g，白芍15g，五味子8g，牡丹皮6g，泽泻9g，槟榔12g。后患者来信云：上方连服百余剂，血压正常，形体变瘦，唯大便略干。

患者久病累及下焦肾阳，肾阳虚弱，阴寒内生，阴凝固结，阳气不运则便秘；命门火衰不能蒸化水液，故四肢肿胀、腹胀；阳虚阴盛，虚阳上越则眩晕。证虽繁杂，但究其本，乃是阴亏阳浮，虚阳上扰，故以引火归原治其本，而取良效。

按：王正宇先生认为，临床使用引火归原法，不论是阴盛格阳所表现的假热证（两额嫩红，躁扰不宁，口渴喜冷饮，咽痛但不红肿，大便秘结，舌嫩红，脉虚数），还是阳不维阴，阴失所制所表现的虚寒证（畏寒肢冷，背部恶寒，精神不振，大便稀溏，小便清长，少气乏力，舌质淡苔白润，脉微或沉迟无力），均可使用"导龙入海"法治疗。具体用药应灵活化裁。如阴盛格阳则加大桂附用量，增强祛寒助阳之功；阳不维阴，阴失所制，应少佐桂附，取少火生气之旨。此即善补阳者，必于阴中求阳。故将金匮肾气丸予以化裁。王正宇先生又提示，虚火不宜大剂清热，故减去牡丹皮、泽泻、云苓以防泻肾之弊，减山药是因肾家之病独用肾家之熟地，而不需用脾肾两补的山药；山茱萸补肾强肝，本证与肝无关，故去而不留；加生地黄，补肾精之余清其虚火，二地重用，专补肾精；桂附可引火归原、导龙入海、摄纳浮阳、使水火各安其位，加牛膝可助二地滋补肾阴，又能引血下行使虚火随血下降，虚阳上越诸症自除。

三、精古方，善变通，广治今病

王正宇先生曾教授多门课程，其中尤以方剂学为其所擅长，他对古方有精深的研究，故曾有"王方剂"之称。王正宇先生不但精通古方，更善于变通应用，其于临证应用古方，真可谓炉火纯青，游刃有余。今择王正宇应用当归补血汤、导气汤二方的经验，略作介绍。

（一）当归补血汤

当归补血汤方出李东垣《内外伤辨惑论》，其组成为黄芪一两，当归酒洗二钱，主治肌热燥热，烦渴引饮，目赤面红，脉洪大而虚、重按则微的血虚发热证。王正宇先生认为当归补血汤以甘温之黄芪为主，入脾补元气以资生血之源；以甘辛温之当归为辅，入肝脾以补血和营，两药配伍，则补气生血。对于劳倦内伤，营血亏损，元气不足以致阴不维阳、血虚阳浮所导致的肌热面赤，以及烦渴引饮，脉洪大而虚、重按则微的内伤发热病变均可采取扶阳存阴、补气生血、甘温除热之法。阳生阴长，气固血充，阴平阳秘而虚热自除。组方的药味虽简，而方意颇深。中医补气，其重点是鼓舞脾胃之气，以激发生化之源。气与血相互依存，如果气无所依，不仅不能化血，反而会使气随血脱，故重用黄芪益气。黄芪味甘而薄，长于补气，当归味甘而厚，补血尤佳。黄芪五倍于当归是因为有形之血不能自生，生于无形之气，实为《内经》"阳生阴长"之意也。王正宇先生随证加减化裁，将本方广泛地应用于内外妇儿各科，扩大了其运用范围，均收获显著疗效，兹举医案3则。

1．血虚发热

张某，28岁，岐山县蒲村人。患者于1961年冬季生第三胎时由于出血过多，产生危象，症见身热头痛，大汗淋漓，面赤烦渴，上气喘促，舌红而干，脉洪大而芤，此即唐容川所谓"营血暴竭，卫气无依"之危候，亦是典型的"类白虎证"，急用当归补血汤加白芍以敛阴和营，加五味子温肾纳气，处方：黄芪30g，五味子15g，当归、白芍各9g。连服3剂、诸症悉除。

2．疮不收敛

黄某，男，5岁，岐山县故郡公社黄老庄人。患者于1953年夏季右股漫肿疼痛，发热（体温38.7℃），舌淡红，苔薄白，脉细数而间歇，小便清长，前医用仙方活命饮加减治疗，非惟疮肿未散，反致倦卧不适。证属气血虚弱，不能托毒外出。遂书：黄芪30g，当归6g，熟地黄9g，鹿角胶9g，白芥子3g，肉桂6g。以此方予之。服后精神振奋，饮食增进，疮势收敛，高突成脓，后经手术引流而愈。

3．血崩

白某，女，31岁，本院家属。于1967年盛夏突然血崩如倾如注，经用西药止血，亦未能控制血崩症状，症见面色苍白，脉虚大无力，舌淡苔白而干，证属气不摄血所致血崩，急宜益气摄血。处方：黄芪30g，当归9g，麦冬9g，五味子6g。1剂血止，再剂痊愈。

王正宇先生认为，当归虽有补血之功，但其性润滑，故用于急性血崩时非缓补之剂，可佐白芍、五味子以收敛之。临床证明，减少当归用量，同样可收到良好效果。

（二）导气汤

导气汤方出汪讱庵《医方集解》，组成：川楝子12g，小茴香6g，木香9g，吴茱萸3g。主治寒疝疼痛。

王正宇先生继承老中医焦培堂的医疗经验，将槟榔、木瓜加入本方，名为"加味导气汤"。本处方药味虽简，但配伍严密，力效尤专，方中以川楝子为主药，疏肝理气止痛、导小肠、膀胱湿浊下行；木香、小茴辛香温燥，通行上下，专入气分，尤治一切气痛，且能助川楝子理气行滞之功；槟榔、木瓜辛温气香，能宣能泄，理气化湿，消积逐水，又能辅川楝子畅导湿浊之力；吴茱萸辛热，木瓜酸温，一以温肝散肝，一以敛肝抑肝，二者收散得宜，相反相成，且吴茱萸得木香、小茴香之佐，尤长于温散肝经及下焦小肠、膀胱之冷气，又得木香、小茴香、川楝子之助，则善疏肝理气，舒筋缓急，利湿和脾；川楝子性苦寒，偏降偏泄。其他药温燥芳香，偏散偏升，彼此调节，升降有制。此外，诸药气香入脾，具有辛香燥湿、畅导之功。诸药除槟榔外，皆能入肝理气止痛；除川楝子外都性味辛温，有暖肝温胃和脾之用。全方共奏调肝理气、温通止痛、燥湿行水三大功效，王正宇先生灵活使用本方治疗寒疝、阴囊水肿、少腹下坠、胃脘疼痛、水肿、呕逆、睾丸硬痛等多种病证，收效甚佳。

1. 阴囊水肿

童某，男，6岁，岐山县枣林公社童家村人。1952年3月就诊。患儿热性病后继发阴囊水肿，其症见面色萎黄、睾丸肿大、少腹胀满、小便不利，舌苔白润，脉沉虚弦。证属寒湿之邪阻滞肝经，下注阴囊，遂拟温肝散寒、导湿利气之法为治。处方：川楝子12g，槟榔9g，吴茱萸9g，小茴香9g，木瓜12g，木香9g。2剂，水煎温服。上方仅服2剂，则小便清长，诸症悉除。

2．呃逆呕吐

雷某，女，42岁，水电工程局家属（河南洛阳人）。1975年3月12日初诊。经常呃逆，呕吐痰涎，时而吐出食物，遇生气辄犯，时轻时重，曾在洛阳诊治，但未根除。此次又呕逆不停，故来就诊，舌淡苔白润、脉虚弦缓，脉症合参，证属肝气犯胃，气逆不降。治宜舒肝和胃、行气降逆。遂用加味导气汤合小柴胡汤化裁为治：槟榔9g，吴茱萸4.5g，木瓜9g，木香4.5g，川楝子9g，小茴香7.5g，柴胡9g，黄芩9g，半夏9g，党参9g，生赭石18g（先煎），柿蒂9g，生姜3片。3剂，水煎服。上方连服3剂，诸症大减，食量增加，二诊继以原方加香附、郁金调理而善后，追访未再复发。

3．胃脘痛

李某，男，成人，西安黄雁村人。1977年11月12日初诊。患者胃脘痛日久，有牵急之感，缠绵不愈，食欲减退，舌淡苔腻，脉沉滞涩，证属气血壅闭，痰湿结聚。拟治以行气活血、祛湿开郁，以加味导气汤合活络效灵丹加味化裁为治，处方：川楝子9g，槟榔9g，吴茱萸4.5g，木香4.5g，佛手9g，小茴香7.5g，白芍15g，当归9g，丹参12g，乳香6g。5剂，水煎服。

1978年1月14日二诊，上方连服5剂，胃脘痛止，食量增加，继服12剂，则胃痛未见再发。但脘部微胀，诊见苔白略腻，脉沉细。故拟下方调理：白芍9g，当归9g，郁金8g，丹参12g，川楝子4.5g，槟榔9g，陈皮6g，佛手9g，大腹皮9g，厚朴6g，莱菔子6g，乳香6g，小茴香7.5g，吴茱萸4.5g，木香4.5g。上方连服5剂，诸症痊愈。

4．跌伤腹痛

张某，男，56岁，扶风县天度公社人。1975年8月初就诊。患者于1个月前劳动时不慎从高处坠地摔伤，当时二便不通，腹痛难忍。经中药治疗后，二便通，但少腹急结疼痛一症多日不消，甚则痛引全腹，行动困难，上床时须一手抬腿一手捧腹方可。曾服活血化瘀之剂而无效。后来咸阳就诊。查见舌淡苔白润，脉象沉滞不起。脉症合参，系跌堕损伤，气机遏阻，膀胱气化不行，水气结聚，阴浊内生之证。治宜温阳散寒、化气行水。处方：川楝子9g，槟榔9g，吴茱萸4.5g，小茴香4.5g，木瓜9g，木香6g，橘核9g，白术12g，云苓9g，猪苓6g，泽泻9g，肉桂1.5g。3剂，水煎服。患者服1剂即尿量大增，腹痛大减，3剂后腹痛全除，且能外出游玩。后遇腰痛，即用活络强腰剂，调理而愈。

按：王正宇先生认为，加味导气汤全处方药味皆入肝、肾、膀胱、小肠、大肠经。诸药作用部位皆偏下焦。故凡由气滞、寒凝或湿聚而致小腹胀痛，阴囊疼痛引股，舌质淡苔白腻或滑，脉沉滞或涩，皆可用之。但临证应用贵在变通，若寒凝气滞轻浅者酌减吴茱萸、木香用量；若下焦寒甚、少腹冷痛者酌加肉桂或附片以温阳散寒。气机阻滞，小腹胀痛甚者加荔核、青皮以理气止痛。邪气久积入络，瘀血而痛者加香附、延胡索、丹参、红花以活血通络。肝气化火或肝郁生热者减吴茱萸加栀子、黄芩、牡丹皮以清肝热。气机不畅，决渎不利，发为水肿者，加陈皮、紫苏叶、茯苓以健脾利水，取鸡鸣散之意。胃脘疼痛属气滞血瘀者加丹参、当归、乳香、没药，取活络效灵丹之意。属肝胃不和者，合柴胡桂枝汤两调肝脾。若伴有大气下陷，少腹坠胀者合升陷汤。肝胆气逆，犯胃呕吐者，合小柴胡汤加柿蒂、代赭石以疏利肝胆、和胃降逆。睾丸结硬肿痛属气机阻滞，湿热下注者加木通、泽泻、金银花、连翘、黄柏以清利湿热，并加海藻、海浮石以软坚散结。

附录五：追忆王正宇先生学风医德二三事

——在纪念王正宇先生诞辰110周年座谈会上的发言

苏　礼

尊敬的刘少明厅长、雷忠义国医大师，尊敬的各位前辈、各位同道：

非常感谢省中医学会、益群国医馆举办这样一次纪念王正宇先生诞辰110周年座谈会。作为王正宇先生的同乡和晚辈，能够出席这样一次隆重的纪念活动，感到非常荣幸。

十一二岁的时候，我家住在西安市许士庙街34号的一个大杂院里。那时，我的父亲苏文海先生在位于许士庙街52号的陕西省中医进修学校任教，和父亲同一间办公室办公的是一位身材瘦小、面目和善的中年老师。初次见面，父亲给我介绍说，这就是王正宇先生，我的同事，也是咱岐山人，你应当叫王伯。我连忙道："王伯好。"当时我父亲教中药学，王先生教方剂学。以后每天去学校打开水路过他们的办公室，我几乎都能看见他俩相互交谈、切磋中医药教学经验的身影。王先生讲课嗓门很大，慷慨激昂，声情并茂，那些医生、学生们听得非常认真，大家私底下都叫他"活字典""王方剂"。久而久之，潜移默化，我暗暗许下心愿，以后也要像他们那样，做一个既能教书育人，又能救死扶伤的好医生。

1958年，父亲因病离职，我们举家迁回老家岐山，我就再也没有见到过王先生。直到1979年后，我被选调到陕西省中医研究所工作，承担一个有关关中名医武之望的研究课题，研究过程中遇到了一些难题，不能解决。情急之下，我突然就想到了王伯王正宇先生。于是，我便急忙赶往咸阳，向王先生请教。我们虽多年不见，可王伯一眼就认出了我，连问我父亲近来怎么样，身体可好？王伯身体依然硬朗，神情开朗，只是额头上平添了几道皱纹，豪爽中又多了几分慈祥。那天他正好没有课，便约我到家里详谈。关于武之望的研究，王先生胸有成竹，侃侃而谈，从武之望的生平事迹、从医经历、著述著作到学术贡献，娓娓道来，如数家珍，使我茅塞顿开，大受教益。眼看就到中午，我急于退去，王先生却执意要留我在家里吃午饭。午饭是师母亲手做的家乡饭，一碗面糊，一碟拌黄瓜，几个馒头，一碟蒸御面（一种岐山人家里常吃的厚面皮）。我们师徒二人边吃边谈，这顿饭竟吃了一个多小时。现在回想起来，简直就是一顿精神兼物质的饕餮大餐。回西安后，我吃过的宴席不少，但无论什么鱿鱼海参、什么鸡鸭鱼肉，和王先生这顿便饭比起来，都简直什么也不是。

1982年12月23日，我正在外地出差，省中医研究院文献医史研究室赵石麟主任忽然打电话，告知我：中医学院王正宇教授去世了，研究室准备送一幅挽幛，看你署名不？另外，挽幛上应该写什么话，也让我提个意见。我连忙说，名一定要署，至于挽幛上的话，我沉思片刻，拟了两句："业精纯时竟仙逝，哀乎痛乎！

文杀青际忽西行，惜乎恸乎——王正宇先生千古"。赵主任回电说：很好，就这样吧。

光阴飞转，转眼到了1985年，听说王焕生等要刻一通"王正宇德教医方碑"，待三周年时立于先生墓前，以表纪念。我非常赞同，遍翻囊箧，只找出20元钱，便叫来人捎去，以作刻碑之助。今天看到这册《王正宇副教授德教医方碑帖》，上面竟然还刊有我的名字，十分汗颜。现在回想起来，当时工资虽然不高，我还是应当多出一把力的。谨借此机会，向焕生同志表示歉意。

昔日药王孙思邈曾有"大医精诚"一篇，纵论医德，其核心部分从"凡大医治病，必先安神定志，无欲无求，先发大慈恻隐之心，誓愿普救含灵之苦"到"若有疾厄求救者，不得问其贵贱贫富，长幼妍媸，怨亲善友……一心赴救，无作功夫行迹之心。如此可为苍生大医，反此则是含灵巨贼。"全文136个字，人称中国的希波格拉底誓言。今天的会场上，看到张厚铺教授当年所写的一副挽联："学识卓荦经史岐黄皆通贯，医德馨香高下贫富概同仁"，写得非常好。特别是"学识卓荦，医德馨香"八个字，生动形象地概括了先生高尚的品格和风骨。王正宇先生曾经告诫我说："谦受益，满招损，做一个医生，要想深受人民的欢迎，没有高尚的医德是不能办到的。"他鼓励学生和后辈们："好好当医生，当个好医生，一要医术高，二要态度好。"王正宇先生这些生动朴实的话语，是对药王孙思邈医德思想最好的诠释，是我们不忘初心，牢记为人民服务这一根本使命的源头活水。

王正宇先生离开我们已经37年了，但他崇尚医德，刻苦治学，学风严谨，诚恳待人的精神风貌，至今是我辈学习的楷模。中医是中华古代科学的瑰宝，我相信我们现代的中医人，一定能承先启后，继往开来，弘扬医德，发扬学术，为实现健康中国的梦想，为全人类的健康和福祉，做出自己应有的、更大的贡献。

2019年6月13日　西安

编者注：苏礼，中医内科主任医师，享受国务院政府特殊津贴专家，曾任陕西省中医药研究院文献信息研究所所长，《陕西中医药研究杂志》主编，著有《中医医案学概论》《千金方医方辞典》等。